同仁间接检眼镜临床应用手册

同仁眼科手册系列

主编　魏文斌

编者（按姓氏笔画排序）

马　燕　刘　武　刘丽娟　齐　梦

李冬梅　张永鹏　屠　颖　魏文斌

编者单位

首都医科大学附属北京同仁医院眼科

U0391796

人民卫生出版社
PEOPLE'S MEDICAL PUBLISHING HOUSE

图书在版编目（CIP）数据

同仁间接检眼镜临床应用手册 / 魏文斌主编 . —北京：人民卫生出版社，2014

（同仁眼科手册系列）

ISBN 978-7-117-18561-5

Ⅰ.①同… Ⅱ.①魏… Ⅲ.①检眼镜–临床应用–手册 Ⅳ.①R770.41-62

中国版本图书馆 CIP 数据核字（2014）第 002673 号

人卫社官网	www.pmph.com	出版物查询，在线购书
人卫医学网	www.ipmph.com	医学考试辅导，医学数据库服务，医学教育资源，大众健康资讯

同仁间接检眼镜临床应用手册

主　　编：魏文斌

出版发行：人民卫生出版社（中继线 010-59780011）

地　　址：北京市朝阳区潘家园南里 19 号

邮　　编：100021

E - mail：pmph @ pmph.com

购书热线：010-59787592　010-59787584　010-65264830

印　　刷：中国农业出版社印刷厂

经　　销：新华书店

开　　本：787 × 1092　1/32　印张：7　插页：1

字　　数：183 千字

版　　次：2014 年 2 月第 1 版　2017 年 1 月第 1 版第 3 次印刷

标准书号：ISBN 978-7-117-18561-5/R · 18562

定　　价：28.00 元

双目间接检眼镜检查法因其具有的独特优点,成为最常用的临床眼底检查方法之一。对很多眼底疾病,尤其是视网膜脱离、脉络膜脱离、眼底肿瘤、眼底先天性及遗传性疾病、眼内寄生虫病、眼外伤及眼内炎症等,在双目间接检眼镜下均可做出正确诊断。应用这一技术之后,视网膜脱离的诊断水平及手术成功率达到了崭新的阶段。实践证明,双目间接检眼镜检查眼底是提高眼底病诊断和治疗水平的基础,亦是临床眼科医师的基本功。

北京同仁医院在美籍华裔医师张美伦的指导下,从1979年开始应用双目间接检眼镜,1982年在原航天工业部配合下共同研制开发国产双目间接检眼镜,傅守静教授等编写了有关的讲义,此后受中华医学会眼科学分会委托,先后举办五期双目间接检眼镜专题学习班,推动了国内这一技术的应用,但普及效果仍不尽如人意。随后,北京同仁医院自1997年至2010年又举办了近二十期国家级双目间接检眼镜推广应用继续教育学习班,近千人参加,每年接受百余位进修医师,专门进行双目间接检眼镜的推广应用培训。考虑到国内眼科书籍中介绍双目间接检眼镜的内容很少,尚未出版系统介绍这一技术的专著,编写有关的书籍及教材,组织与实施正规化培训,推动这项技术的推广普及,是我们义不容辞的责任。

在总结北京同仁医院几十年临床实践经验的基础上,结合笔者二十多年的临床体会,并参考Potter JW等人编写的 *Binocular Indirect Ophthalmoscopy* 一书,在傅守静、王景昭、王光璐、刘磊教授等前辈的鼓励和指导下,特别是得到了胡伟芳教授的具体指导,于1991年编写了《双目间接检眼镜的临床应用》，并由河北科学技术出版社出版。该书详细介绍了双目间接检眼镜的基本知识、使用方法及其临床应用，以实用性为主，力求既能作为初学者的教材，亦可作为已掌握这一技术的临床医师的重要参考书。

该书出版后得到诸位前辈的鼓励，尤其是原中华医学会眼科学分会眼底病学组组长、《中华眼底病杂志》总编辑严密教授的鼓励和支持。

该书出版后几次加印，得到了广大眼科同道的褒奖，被不少前辈视为眼底检查及视网膜脱离扣带手术的"红宝书"，临床医师易懂易学。但该书出版已14年，久无存书，修订再出版已提上日程。因此，我们在此书基础上根据每年举办的学习班、临床培训经验，又做了修订，补充了一些内容，如早产儿视网膜病变（ROP）、双目间接检眼镜模拟训练系统、学习曲线与心得等。书中插图全部由胡雅斌女士重新绘制。在此谨致谢意。

由于我们水平有限，经验不足，难免有错误与疏漏，恳请读者们不吝斧正。

魏文斌

2014年元月

于首都医科大学附属北京同仁医院

目 录

第一章 双目间接检眼镜发展史 ⋯⋯⋯⋯⋯⋯⋯ 1

第二章 双目间接检眼镜的结构及光学原理 ⋯⋯⋯ 5
　第一节 双目间接检眼镜的结构 ⋯⋯⋯⋯⋯⋯ 5
　　一、照明系统 ⋯⋯⋯⋯⋯⋯⋯⋯⋯⋯⋯⋯ 5
　　二、目镜 ⋯⋯⋯⋯⋯⋯⋯⋯⋯⋯⋯⋯⋯⋯ 5
　　三、棱镜 ⋯⋯⋯⋯⋯⋯⋯⋯⋯⋯⋯⋯⋯⋯ 6
　　四、物镜 ⋯⋯⋯⋯⋯⋯⋯⋯⋯⋯⋯⋯⋯⋯ 6
　　五、附件 ⋯⋯⋯⋯⋯⋯⋯⋯⋯⋯⋯⋯⋯⋯ 8
　第二节 双目间接检眼镜的光学原理 ⋯⋯⋯⋯ 9
　　一、外光路照明原理 ⋯⋯⋯⋯⋯⋯⋯⋯⋯⋯ 9
　　二、间接检眼镜成像原理 ⋯⋯⋯⋯⋯⋯⋯⋯ 10
　　三、双目间接检眼镜的工作原理 ⋯⋯⋯⋯⋯ 10
　第三节 常用的几种间接检眼镜 ⋯⋯⋯⋯⋯⋯ 11
　　一、单目间接检眼镜 ⋯⋯⋯⋯⋯⋯⋯⋯⋯⋯ 11
　　二、双目间接检眼镜 ⋯⋯⋯⋯⋯⋯⋯⋯⋯⋯ 12

第三章 双目间接检眼镜的特点 ⋯⋯⋯⋯⋯⋯ 18
　第一节 双目间接检眼镜的优点 ⋯⋯⋯⋯⋯⋯ 18
　　一、具有立体感 ⋯⋯⋯⋯⋯⋯⋯⋯⋯⋯⋯⋯ 18
　　二、照明度强 ⋯⋯⋯⋯⋯⋯⋯⋯⋯⋯⋯⋯⋯ 18
　　三、视野宽 ⋯⋯⋯⋯⋯⋯⋯⋯⋯⋯⋯⋯⋯⋯ 19
　　四、成像清晰 ⋯⋯⋯⋯⋯⋯⋯⋯⋯⋯⋯⋯⋯ 20
　　五、可使用巩膜压迫法 ⋯⋯⋯⋯⋯⋯⋯⋯⋯ 20
　　六、可以示教 ⋯⋯⋯⋯⋯⋯⋯⋯⋯⋯⋯⋯⋯ 21
　　七、可在直视下进行手术 ⋯⋯⋯⋯⋯⋯⋯⋯ 21

八、被检查者可卧位或坐位 …………………… 22

九、可用于眼底激光治疗 …………………… 22

十、其他 …………………………………… 22

第二节　双目间接检眼镜的缺点 ………… 22

一、成像小 …………………………………… 22

二、倒像 …………………………………… 22

第四章　双目间接检眼镜的基本使用方法 ……… 25

第一节　仪器的调节与维护 ……………… 25

一、头带调节 ………………………………… 25

二、目镜调节 ………………………………… 25

三、照明装置调节 ………………………… 26

四、物镜调节与选择 ……………………… 27

第二节　检查前的准备 …………………… 29

一、被检查者准备 ………………………… 29

二、检查者准备 …………………………… 31

三、其他准备 ……………………………… 32

第三节　检查方法 ………………………… 32

一、后极部及中周部眼底检查 …………… 32

二、眼底远周边部检查 …………………… 36

第四节　检查时出现的异常情况及处理方法 … 41

一、图像不清晰 …………………………… 41

二、复视与视疲劳 ………………………… 42

三、图像中的异常影像 …………………… 42

四、新月影 ………………………………… 42

五、反光现象 ……………………………… 42

六、周边物像变形 ………………………… 43

第五章　眼底图的绘制 …………………………… 44

第一节　眼底图的组成 …………………… 44

一、眼底图的组成 ………………………… 44

二、眼底与眼底图的差别 ………………… 45

第二节　绘图方法 ………………………… 46

一、眼底病变的测量与定位 ……………… 46

二、检查眼底 ……………………………………… 46
三、体位 …………………………………………… 46
四、用不同颜色记录眼底病变的统一规定 ……… 47
五、绘图方法 ……………………………………… 48

第六章　双目间接检眼镜所见的正常眼底 …… 49
第一节　眼底颜色和分型 ………………………… 49
一、眼底颜色 ……………………………………… 49
二、眼底分型 ……………………………………… 49
三、眼底的颗粒状态 ……………………………… 50
四、视网膜的反光 ………………………………… 50
第二节　眼底分区及眼底病变的测量与定位 …… 51
一、眼底分区 ……………………………………… 51
二、眼底病变的测量与定位 ……………………… 51
第三节　视盘 ……………………………………… 52
一、视盘大小与形状 ……………………………… 52
二、视盘的颜色 …………………………………… 52
三、视盘生理凹陷 ………………………………… 53
四、视盘的边缘 …………………………………… 53
第四节　黄斑 ……………………………………… 54
第五节　视网膜中央血管系统 …………………… 54
一、视网膜中央血管的分支与走行 ……………… 55
二、视网膜血管交叉与搏动 ……………………… 55
第六节　脉络膜 …………………………………… 56
一、脉络膜的纹理 ………………………………… 56
二、脉络膜的各种标志 …………………………… 56
第七节　周边眼底 ………………………………… 58
一、周边部视网膜 ………………………………… 59
二、锯齿缘 ………………………………………… 59
三、正常眼底周边变性 …………………………… 60
第八节　玻璃体 …………………………………… 62

第七章　常见眼底病变的识别 ………………… 64
第一节　视网膜出血 ……………………………… 64

一、浅层火焰状出血 ············ 64

二、视网膜深层出血 ············ 64

三、视网膜前出血及内界膜下出血 ······· 64

四、视网膜下出血 ············· 65

五、视网膜色素上皮下出血 ········· 65

六、玻璃体积血 ·············· 65

第二节 视网膜渗出 ··············· 66

一、棉絮状斑 ··············· 66

二、硬性渗出 ··············· 66

三、Roth 斑 ··············· 66

第三节 视网膜水肿 ··············· 67

第四节 视网膜血管异常 ············· 67

一、视网膜动脉病变 ············ 67

二、视网膜静脉病变 ············ 68

三、视网膜动静脉交叉征、动静脉绞扼现象 ···· 68

四、视网膜微血管瘤、侧支循环和新生血管 ··· 68

第八章 在视网膜脱离检查和治疗中的应用 ······· 70

第一节 视网膜脱离的检查 ··········· 70

一、双目间接检眼镜检查视网膜脱离的优越性 ·· 70

二、视网膜脱离的检查 ··········· 76

第二节 孔源性视网膜脱离的鉴别诊断 ······ 80

一、鉴别诊断 ··············· 80

二、孔源性视网膜脱离误漏诊原因分析 ····· 85

第三节 视网膜脱离手术 ············· 88

一、视网膜脱离手术原则 ·········· 88

二、双目间接检眼镜在视网膜脱离手术中

应用的优越性 ············· 89

三、视网膜脱离手术步骤 ·········· 91

第四节 视网膜脱离预防性治疗 ········· 119

一、适应证 ··············· 120

二、方法 ··············· 120

三、并发症 ··············· 121

第九章　在睫状体、脉络膜脱离的诊断和治疗中的
　　　　应用 ··· 124
　第一节　睫状体脱离 ·· 124
　第二节　脉络膜脱离 ·· 125

第十章　在增殖性玻璃体视网膜病变（PVR）诊断
　　　　和治疗中的应用 ······································ 128
　第一节　增殖性玻璃体视网膜病变概述 ················ 128
　　一、命名 ··· 128
　　二、发病机制 ··· 128
　　三、临床表现 ··· 129
　第二节　双目间接检眼镜在 PVR 诊断中的应用 ······ 129
　　一、PVR 临床分级、分类方法 ·························· 130
　　二、PVR 分级时注意事项 ································· 132
　　三、PVR 分类时注意事项 ································· 132
　第三节　双目间接检眼镜在 PVR 治疗中的应用 ······ 133
　　一、术式选择 ··· 133
　　二、玻璃体手术后的眼底观察 ·························· 134

第十一章　在糖尿病视网膜病变诊断和
　　　　　治疗中的应用 ······································ 137
　第一节　在糖尿病视网膜病变诊断中的应用 ········· 137
　　一、使用双目间接检眼镜的优越性 ···················· 137
　　二、检查方法 ··· 138
　　三、糖尿病视网膜病变在双目间接检眼镜下
　　　　所见 ··· 140
　第二节　在糖尿病视网膜病变治疗中的应用 ········· 141
　　一、选择治疗方法的重要依据 ·························· 141
　　二、应用激光间接检眼镜治疗糖尿病性视网膜
　　　　病变 ··· 142
　　三、手术中及术后的应用 ································· 142

第十二章　在眼底肿瘤诊断和治疗中的应用 ······ 144
　第一节　视网膜肿瘤 ·· 144
　　一、视网膜母细胞瘤 ······································· 144

　二、视网膜血管瘤病······147
第二节　脉络膜肿瘤······148
　一、脉络膜恶性黑色素瘤······149
　二、脉络膜血管瘤······150
　三、脉络膜转移癌······151
　四、脉络膜骨瘤、错构瘤、结核瘤······151
第三节　视盘肿瘤······153
　一、视盘血管瘤······153
　二、视盘黑色素细胞瘤······153

第十三章　在眼内猪囊尾蚴病诊断和治疗中的
　　　　　应用······155
第一节　眼内猪囊尾蚴病概述······155
　一、概述······155
　二、临床表现······155
第二节　双目间接检眼镜的应用······156
　一、概述······156
　二、双目间接检眼镜下检查所见······156
　三、诊断······157
　四、治疗······157

第十四章　在外伤性眼底病变诊断和治疗中的
　　　　　应用······159
第一节　外伤性眼底病变概述······159
　一、机械性眼外伤的分类方法······159
　二、外伤性眼底病变的类型······159
　三、外伤性眼底病变的处理······162
第二节　双目间接检眼镜在外伤性眼底病变
　　　　诊断和治疗中的应用······164
　一、临床表现及双目间接检眼镜下检查所见······164
　二、双目间接检眼镜下眼内磁性异物的取出······170

第十五章　在其他眼底病诊断和治疗中的应用······172
第一节　眼底先天异常性疾病······172
　一、牵牛花综合征······172

二、先天性视盘小凹 172
三、黄斑部缺损 173
四、先天性脉络膜缺损 173
五、先天性视网膜皱襞 174
六、视网膜有髓神经纤维 174
七、家族性渗出性玻璃体视网膜病变 175
八、永存原始玻璃体增生症 175
第二节　高度近视眼的眼底改变 176
一、高度近视眼眼底改变的检查 176
二、高度近视眼并发症的检查及治疗 177
三、各种屈光手术前的常规检查 177
第三节　葡萄膜炎 177
一、早期脉络膜炎的识别 177
二、及时发现后部葡萄膜炎的表现 178
三、有利于病毒性葡萄膜视网膜炎的诊断 178
四、中间葡萄膜炎检出率增加 179
第四节　视网膜血管炎 180
一、视网膜血管炎的分类 180
二、间接检眼镜下视网膜血管炎的表现 182
三、间接检眼镜在视网膜血管炎治疗中的应用 182

第十六章　激光间接检眼镜的临床应用 183
第一节　激光间接检眼镜的结构和原理 183
一、激光间接检眼镜的组成 183
二、激光间接检眼镜的光路途径 184
第二节　激光间接检眼镜的特点及临床应用 184
一、激光间接检眼镜的特点 184
二、临床应用适应证 185
三、临床应用禁忌证 185
第三节　激光间接检眼镜的使用方法 185
一、麻醉 185
二、操作方法 186
三、手持物镜的方法 186
四、激光参数的选择 186

第四节　激光间接检眼镜的临床应用及其
　　　　并发症 ································· 188
　　一、临床应用 ··························· 188
　　二、并发症 ····························· 193

第十七章　双目间接眼底裂隙灯显微镜检查法
　　　　　及其临床应用 ·················· 195
第一节　常用的几种眼底裂隙灯显微镜
　　　　检查法的比较 ··················· 195
　　一、直接眼底显微镜检查 ············· 196
　　二、Glodmann 三面镜检查 ············ 196
　　三、全检眼镜检查 ····················· 198
　　四、双目间接眼底裂隙灯显微镜检查 ··· 198
第二节　双目间接眼底裂隙灯显微镜检查的
　　　　设备和方法 ····················· 199
　　一、被检查者的准备 ·················· 199
　　二、检查方法 ························· 199
第三节　双目间接眼底裂隙灯显微镜检查法的
　　　　临床应用 ······················· 200
　　一、在视网膜脱离的检查和手术中的应用 ··· 200
　　二、用于后极部眼底的常规检查 ······· 201
　　三、用于玻璃体视网膜照相 ··········· 201
　　四、用于激光视网膜光凝治疗 ········· 202
　　五、用于玻璃体的研究 ··············· 202
　　六、脉络膜缺损区视网膜脱离与裂孔的辨别 ··· 202
　　七、用于病理性近视眼底观察 ········· 202

第十八章　双目间接检眼镜模拟训练系统 ·········· 204
第一节　双目间接检眼镜模拟训练系统的
　　　　工作原理 ······················· 204
第二节　商品化的双目间接检眼镜模拟训练
　　　　系统的结构 ····················· 206
第三节　双目间接检眼镜模拟训练系统的应用 ····· 207

后记　学习技巧与体会 ······················ 210

第一章　双目间接检眼镜发展史

　　1852 年 Helmholtz 发明了 "augenspiegel"，很多年这个词在德国用于称呼检查外眼的仪器或戴在鼻子上的眼镜，现今的意思则是检查眼底的仪器。法国人称 Helmholtz 的检眼镜为 "ophthalmoscope"。用此镜检查眼底，对于大量视力障碍的患者可明确眼底病的诊断，并可观察眼底病变的变化，这是眼科学界划时代的进展。

　　同年，Ruete 在德国 Gottingen 大学发明了间接检眼镜（indirect ophthalmoscope），光源在患者的右侧，被检眼内转15°，检查者用凹透镜将光线反射到被检眼的瞳孔内，在患者与反射镜之间插入 1~2 个凸透镜，通过凹透镜的中央孔可见一倒置的眼底像。Ruete 的间接检眼镜在光学和技术方面有重大改进。此种间接检眼镜采用有中央孔的凹透镜加大了照明强度。在此之前，为了增加照明，Babbage 曾用带微孔的银面反光镜，Helmholtz 也试过将玻璃板倾斜放置作为反射面。这些是间接检眼镜的光学基础，在眼底检查方面是重大进步。

　　1854 年，Dixon 将一对带孔的凹透镜置于眼镜架上，这样检查者可用一只手持凸透镜，另一只手协助固定打开被检查者的眼睑，以便检查。但当时 Dixon 仅用单眼观察，未考虑用双眼检查。

　　1861 年 Giraud-Teulon 发明了第一个双目间接检眼镜，手持一组中央有一水平裂孔的凹透镜，后来他又在检眼镜上安装了可调节的棱镜，以产生立体视。这种双目间接检眼镜获得的是混合的影像，检查者很难获得清晰的双眼单视。然而 Williams 认为，双目间接检眼镜是光学原理最美妙的应用。他说："我们应感谢 Giraud-Teulon 医师和继他之后的 Lawrence 先生发明的双目间接检眼镜,依靠它我们可以节省大量时间,并可确定渗出等病变在玻璃体、视网膜或脉络膜上的确切位置。"Schweigger 医师认为:用单目间接检眼镜可能看到的部分,双目间接检眼镜都可以看到。且双眼扫视一下,等于单眼注视 1 小时。他预计,在短时间内,医师们将使用双目间接检眼镜,以替代单目间接检眼镜。

在 1878 年电灯发明之前,反射式检眼镜基本上没有改变。1910 年寿命较长的检眼镜小灯泡和干电池的出现彻底改革了直接检眼镜。在美国,单目直接电检眼镜发明以后,间接检眼镜当时未能普遍被医师接受,然而在欧洲,此技术却得到相当广泛的应用。

1883 年 Adams 发明了有头带的单目间接检眼镜,这样检查者可省手持检眼镜的麻烦,解放了检查者的一只手,不必放下检眼镜就能画眼底图。

瑞典诺贝尔奖获得者 Allvar Gullstrand 用公式表示出检眼镜的光反射规律。1920 年 Zeiss 光学公司根据 Gullstrand 的理论制造出小的双目间接电检眼镜。

1931—1970 年 Bausch 和 Lomb 以 Allvar Gullstrand 的早期设计为基础,制造了台式双目间接检眼镜。此种检眼镜所获得的影像为直立的眼底图像,这对教学很有帮助,但因为调整仪器的过程很烦琐、费时,同时观察前部眼底有困难,故未能得以推广。

1947 年 Schepens 制成双目间接电检眼镜,他的早期模型类似 Adams 设计的单目间接检眼镜,不久,经过多次改进,双目间接检眼镜在检查眼底方面突显出其优越性,在美国再次引起人们的兴趣。这是现代双目间接检眼镜的雏形,以后随着科学技术的发展,在此基础上进行了不断的改进。例如将导光纤维置于检眼镜的照明系统中,以减少热量的产生;微型卤素钨丝灯和二色滤光片的应用增加了眼底照明的强度;单色光灯源在增加对比度、减少色像差、有利于视网膜脉络膜病变的定位方面有很大进步;其他如滤光器与光源结合,在静脉注射荧光素眼底血管造影和口服荧光素眼底血管造影中应用等。

近年,为临床应用的轻型双目间接检眼镜系统得以发展,同时将袖珍彩色电视摄像机与标准的双目间接检眼镜结合进行连续摄像,或与彩色眼底照相机相结合用于拍摄眼底照片。

在聚光透镜即物镜方面,人们也做了大量改进,生产出各种直径和屈光度的透镜,以减少像差,使成像清晰,如13D、20D、28D、30D等。涂膜透镜可减少反光干扰,黄色聚光透镜可吸收短波长的蓝、紫光,避免检眼镜光源对视网膜造成光照损伤。

另外,Trantas(1900年)最早发明了巩膜压迫法以检查周边部眼底,但他当时是用拇指甲压迫眼球,且使用直接检眼镜。1951年Schepens制造了指套样压迫器。然而,有一些学者认为,压迫巩膜会造成视网膜裂孔或会使眼压升高。但随着双目间接检眼镜的广泛应用,人们发现适当压迫巩膜,对于无伤口的眼球并无危害,是安全有效的检查方法。

最近,新一代双目间接检眼镜照明采用LED技术并配合超薄的锂电池。这一技术的冷色温可以提供更白更明亮的照明,免除购买灯泡的麻烦,使用寿命达10 000小时,照明强度是标准灯泡的1.25倍,而且能更好地呈现以往氙气灯泡不能发现的视网膜病变细节。在光学系统方面,新一代双目间接检眼镜也采用了全新的高对比的光学器件及智能光学系统,减少眩光,增强清晰度和立体感,另外配有无红光、蓝光、IR/UV滤光片及柔和弥散滤光片,可以从不同角度观察视网膜的病变。另外由于采用了新型的工程材料以及锂电池,新一代双目间接检眼镜更轻,佩戴更舒适。

将数码技术与新一代双目间接检眼镜相结合产生了数码双目间接检眼镜,可以记录动态或静态的数码图像;无线技术的应用使检查者可以在检查时自如地走动,更方便;轻便的眼镜式LED双目间接检眼镜由于其紧凑、轻巧及便携也受到眼科医师的欢迎。另外,将眼底激光与间接镜结合的激光双目间接镜也已经应用于临床,可以在检查的同时直接进行眼底激光治疗。

目前,双目间接检眼镜因其具有直接检眼镜无法比拟的优点而被越来越多的眼科医师接受,可以这样说,一个受过良好正规训练但未掌握此种检查方法的临床医师,已是落后的一代。在西方国家,双目间接检眼镜的熟练应用已是临床眼科医师的基本功之一。

北京同仁医院眼科于 1979 年开始应用此项新技术。在美籍华裔眼科医师张美伦的带领下逐渐应用双目间接检眼镜眼底检查法,并将其用于视网膜脱离手术。1982 年在原航天部配合下,共同研制开发国产双目间接检眼镜,并不断改良,使国产间接检眼镜质量逐步提高。此后,受中华医学会眼科学分会的委托,北京同仁医院组织编写相关讲义及教材,先后举办二十多期双目间接检眼镜应用专题学习班,学员为来自全国各地的眼科专业医师,每年接受近百名来自全国各地的眼科进修医师,重点培训双目间接检眼镜的应用和临床技能,对国内推广双目间接检眼镜的临床应用起到一定作用。目前国内相当多的眼科医师已经熟练掌握这一技术。

(刘丽娟　屠颖)

双目间接检眼镜的结构及光学原理

第一节　双目间接检眼镜的结构

双目间接检眼镜由照明系统、目镜、物镜及附件四部分组成(图2-1)。

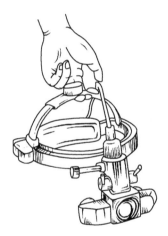

图 2-1　双目间接检眼镜的组成

一、照明系统

在头盔的前部,有照明灯泡,一般为 6V 15W,置于暗箱内,光线向下经过平面反光镜向前射出,可通过调节此反光镜的方向来调整光线的照明方向,一般将光线调到视野的上半部,以利视线进入眼底观察。灯光的亮度可调节,初学时可将其调到一半的位置,以便长时间观察而对患者无明显刺激。

二、目镜

为 +2.00D~+2.50D 的透镜。因为物镜的成像位于距检查者眼 30~35cm 处,要看清它需 3D 的调节,如果使用标准仪器,只需很小的附加调节,可减少视疲劳。一位低度数远视的年轻人,在没有矫正镜的情况下会感到很舒适;一位正视的老视眼可能需要装 +3.0D 的目镜;一位没有老视眼的 1.0D 近视者,可能无需戴矫正眼镜。不戴眼镜时,检查者的角膜可以离目镜更近一些,这样成像的视野较大。

目镜的距离可根据检查者的瞳孔间距离调节。在目镜前加一个三角形的示教镜可向 1~2 位医师示教。

如在滤光片轴上装滤光片轮,其上装有绿、蓝两个滤光片。绿色滤光片可滤掉红色光,用无红光检查眼底,所见视网膜血管及神经纤维更清晰;蓝色滤光片可用于荧光素眼底血管造影的检查。

三、棱镜

通过物镜呈现的眼底像经过两平面镜分别反射到两个棱镜中,经屈折后进入双眼(图 2-2)。它可有效地减小检查者瞳孔之间的距离,产生立体像。

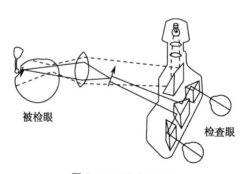

图 2-2　双眼成像过程

四、物镜

为非球面双凸透镜,此聚光透镜即物镜之两面的凸度不一致,凸度大的一面朝向检查者,另一面朝向被检查者,一般在凸度小的一面镜框上都有标志,防止在暗室中混淆。

依据物镜的度数不同,双目间接检眼镜所视的物像的放大倍数也不相同,标准的 +20.00D 物镜产生的物像大约放大 2.5 倍。低屈光度数的物镜产生的物像放大倍数较大（+14.00D/3.5×），而屈光度数大的物镜所产生的物像放大倍数小（+28.00D/1.5×）。根据屈光度数不同可将物镜分为三组：低度数组为 +12.00D~+16.00D，中度数组 +18.00D~+22.00D，高度数组 +25.00D~+40.00D。尽管每种物镜都有其独特的优点，但 +20.00D 的物镜最实用，它在放大率、所观察的视野宽度和工作距离上均为临床提供非常实用的方案。视野的大小与放大倍数的关系正好相反，低屈光度的物镜放大倍数大，所观察的视野窄，而屈光度数大的物镜，放大倍数小，所观察到的视野宽。物镜直径可影响成像范围，一个 +20.00D 物镜所观察到的视野大约35°，相当于 8 个视盘直径（disc diameter，DD）范围。可用低屈光度数的物镜（+14.00D~+16.00D）检查后极部眼底，特别是视盘、黄斑，然后用标准物镜（+18.00D~+20.00D）浏览整个眼底，屈光度数大的物镜用于瞳孔直径小或眼底周边部的观察。物镜的屈光度数越低，放大倍数越大，眼与物镜之间的距离越大。屈光度数小的物镜离被检查者眼的距离小，操作不方便，因此常用的物镜屈光度数最小的是 +14.00D；屈光度数大的物镜太笨重，使用不方便，所以常用的物镜屈光度数最大的是 +40.00D（表 2-1）。

表 2-1　各种屈光度数物镜的比较

屈光度数（D）	距被检查者眼的距离（cm）（物镜的最佳焦距）	观察视野（度 /DD）	放大率	临床应用
+14.00	8	25/5.0	3.5×	后极部眼底的详细观察
+20.00	5	35/7.0	2.5×	一般检查
+28.00	2	55/11.0	1.5×	小瞳孔或宽视野观察

所有种类的物镜表面都涂有多层防反光膜，以减少妨碍眼底成像的反射光。物镜的镜框外围有两圈凸起的环，

其上有纹理,这样可便于拿取握住物镜而不易滑脱。

有些物镜有黄色涂膜。有经验证明,患者可较长时间忍受黄色光。黄色物镜对短波长的可见光(蓝色)和紫外线的辐射有滤过作用,而在光线传导等其他方面与白色物镜类似。依人们的想象,似乎黄色物镜会使眼底看起来有不正常的黄颜色,但实际不是这样,因为眼底是橘红色的,被滤过掉的蓝色波长的光很少对眼底的颜色起作用。然而,在某些情况下,如视盘苍白或眼底有白色病灶时,它看起来似乎呈黄色。

五、附件

(一) 巩膜压迫器

为压迫巩膜的辅助器械。它有两个功能,其一是帮助检查者看到不压迫时无法看到的周边眼底;其二是使检查者从多侧面动态观察前部眼底,同时协助开睑。有许多种类型,最多使用的是指套式,它多用金属制作,分体、颈及头三部分(图 2-3),头为球形或圆柱形,一般直径 3mm,长 5mm,是接触眼球的部分;颈长 25mm,有一定的弯度;体部长 25mm,其直径分大、中、小三个型号,检查者可根据手指的粗细选择不同型号。有些检查者喜欢用短的棉签头部压迫巩膜。也有人使用指套是开放式的压迫器,可调节粗细(图 2-4a)。另外还有笔式,可在轻压眼球时应用(图 2-4b),"S"式适用于深眼窝、高眶骨及高鼻骨的被检查者(图 2-4c)。

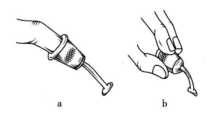

a   b

图 2-3　指套式巩膜压迫器的结构及使用方法

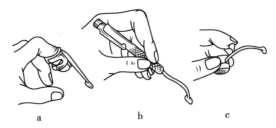

图 2-4　各种类型的巩膜压迫器
a. 指套为开放式　b. 笔式　c. "S" 式

(二) 头盔或头带

用于固定、支撑照明系统和目镜于头部,可根据检查者头围的大小调节。头盔或头带必须牢固,因其承担大部分仪器的重量。亦有眼镜式者,可将照明及观察系统固定于眼镜架上。

(三) 变压器

用低压变压器,将市电网的 220V 电压降为 6~7.5V,以供应光源灯泡。

第二节　双目间接检眼镜的光学原理

一、外光路照明原理

双目间接检眼镜的照明系统是采用了外光路照明,这与一般显微镜的照明原理相同(图 2-5)。灯泡的灯丝部置

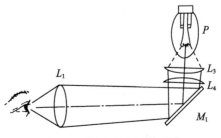

图 2-5　外光路照明工作原理

于聚光镜（L3L4组成）的第二主焦面附近,使其放大的灯丝像通过调节方向的反射镜 M1 投射到物镜 L1 上,通过L1 后灯丝像缩小而充满眼底,从而使眼底得到充分的照明。

二、间接检眼镜成像原理

间接检眼镜的工作原理基本上与普通显微镜相同（图2-6）。L1 是短焦距的物镜,f1 为其第一主焦距。L2 是目镜,f2 为其主焦距。被观察的物体 AB 位于 f1 的附近靠后一点,于距物镜 S' 处产生物体的放大倒立实像 A'B'。此像作为 L2 的物通过目镜 L2 被再次放大,得到一倒置的像A1B1。物镜的单向放大率 β≈S'－f1,物体长度为 y1=β,y=yS'－f1。

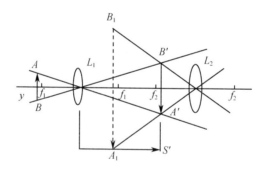

图 2-6 间接检眼镜成像原理

三、双目间接检眼镜的工作原理

按上述原理制作的检眼镜只能用单眼观察,无立体感,实际应用中亦不方便,检查者眼睛易疲劳。在物镜与目镜之间加一组分光镜,即把经过物镜的光分为两路,用两个目镜来观察,以产生立体视（图2-7）。

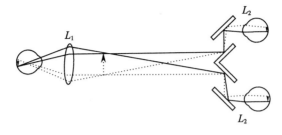

图 2-7 双目间接检眼镜工作原理

第三节　常用的几种间接检眼镜

一、单目间接检眼镜

由光源、镜片中心有孔的凹面反射镜、物镜组成。经可调变压器的内装光源(3A),通过物镜及反射镜,直接照亮被检查者的眼底,检查者用不同规格的双凸物镜观察眼底倒像(图 2-8)。光源亮度、光斑大小及颜色均可调整,同时可随意改变窥视方向。检查距离 50cm,物镜距被检眼约 9cm。检查时,右手持检眼镜,固定于右眼附近的颊部,将光线照入被检眼内,左手拇、中指持物镜,小指、环指轻轻固定在眶缘部,中指协助提上眼睑。单目间接检眼镜使用方便,尤其适用于一般眼底疾病的诊断,是常用的检查眼底的工具之一。但一手持检眼镜,一手持物镜,术中无法应用。目前市场上有德国 Heine 等公司的产品。

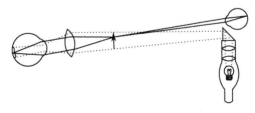

图 2-8　单目间接检眼镜工作原理

二、双目间接检眼镜

有头盔式、眼镜架式两种,检查者用双眼观察,获得良好的立体视。并可在巩膜压迫器的辅助下,观察到远周边眼底。下面介绍几种常用的双目间接检眼镜。

(一) Keeler 头带式双目间接检眼镜

Keeler 公司有 75 年的历史,一直生产眼科诊断仪器。他们生产的双目间接检眼镜从 1958 年的 Keeler Fison 到 1986 年的 Keeler All pupil 至 1994 年的 Keeler Vantage 等各代产品在不断进步。新一代间接检眼镜具有很多优点:①独特的广角漫射光线,使照明视野增大,特别对周边部视网膜检查时,这一特点被充分利用;②调节反射镜的角度和高度已从视线聚焦中独立出来,光线可通过各种大小的瞳孔得到最小的反射光和立体视,保证成像中无影子;③具有最明亮的卤素光源用于困难的外科手术,但对小儿或其他要求暗光检查时,可将亮度下调;④采用可重复充电式电池,使检眼镜成为便携式,随意在病房或住所中使用。

Vantage 的主要技术指标:①头带用柔软的皮革制成,额部配有舒适的软垫;②有装卸方便的消毒杆;③滤光镜分三种:一种用于对视网膜的常规检查,可滤掉紫外线、红外线及对视网膜有害的蓝波长光,另一种钴蓝滤光镜用于荧光素眼底血管造影时,第三种无红光滤光镜可滤掉红光,血管在绿背景下清晰显影,用于详细检查血管时;④光线出孔有宽、中等、小及广角漫射等选择;⑤视窗有涂膜,可提供清晰的成像;⑥双侧示教镜,可方便装卸;⑦可改变棱镜的高度,以调节光线进入瞳孔的位置,对放大的瞳孔用高位,对小瞳孔用低位;⑧根据检查者的需要

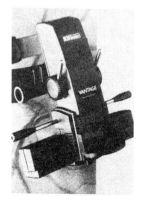

图 2-9　Keeler Vantage 双目间接检眼镜

调节瞳孔距离于 52~76mm 之间；⑨配有用于观察锯齿缘的巩膜压迫器和各种物镜(图 2-9)。

新一代的 Keeler 双目间接检眼镜采用数码成像技术及 LED 技术，并对电池进行了改良。下面分别介绍 Vantage Plus 数码检眼镜、Vantage Plus LED 以及 Spectra Plus 三个类型检眼镜的技术特点：

1. Vantage Plus 数码检眼镜(图 2-10A,B)　全新 Vantage Plus 数码检眼镜具有强大的 Keeler 软件，检查者可以在办公室、手术室、教学点以及其他任何想采集数码图像的地方使用，使用笔记本或者任何 USB 接口观察静态或动态的图像，同时可展示给患者及家属，有效提升诊疗满意度。

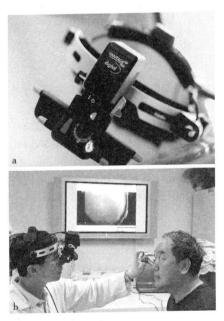

图 2-10

a. Keeler Vantage Plus 数码双目间接检眼镜

b. 使用 Keeler Vantage Plus 数码双目间接检眼镜在诊室示教

2. Vantage Plus LED 检眼镜(图 2-11) 全新 Vantage Plus LED 主要结合了 LED 照明技术,其特点在于:①最长寿命,LED 使用寿命高达 10 000 小时,免除购买灯泡的麻烦,最高亮度,最白灯光,最好的细节呈现,能发现氙气灯泡检眼镜不能发现的视网膜病变;②比普通灯泡亮度高出25%;③全新超薄聚合锂电池重量仅 53g,比普通锂电池轻70%;④ LED 与聚合锂电池相配一次充电后可持续使用长达 6 小时。

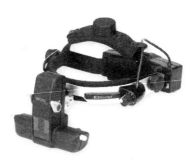

图 2-11 Keeler Vantage Plus LED 双目间接检眼镜

3. Spectra Plus(图 2-12) Spectra Plus 是特别为专业人士外出使用而设计的,它采用超轻锂电池、LED 照明、配合 Keeler 运动镜架,镜头可以上翻,瞳距可调,还专门配了小巧的携带箱,是一款紧凑、轻巧、便携的间接镜,携带时收入盒中,使用间歇时可挂上。

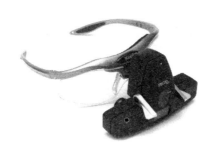

图 2-12 Keeler Spectra Plus 双目间接检眼镜

（二）Heine 双目间接检眼镜

德国 Heine 公司生产的双目间接检眼镜有头带式及镜架式两种。头带式分三种类型：OMEGA100、180、200，镜架式为 Sigma100。下面分别介绍它们的结构技术特点。

1. OMEGA100 头带式间接检眼镜（图 2-13）　①柔软、舒适、前部有软垫的头带，可调节高度和宽度；②铝制结构，耐用、防尘；③有 3 种不同孔径，结合无红光和钴蓝光滤过镜；④可直接调节瞳孔距离；⑤可同步调节投射光线和观察光束；⑥整个装置重量轻，可长时间使用；⑦灯泡为 6V，并有备用，连接导线长 160cm；⑧有 250cm 长的导光纤维；⑨备有可双侧观察的示教镜，根据需要装卸；⑩有大、小两种型号的巩膜压迫器。

2. OMEGA180 头带式间接检眼镜（图 2-14）　除OMEGA100 头带式间接检眼镜所具备的特点外，增加了如下功能：①漫射光可提供柔和光线，减少了眩光和反射光，并可与任何种滤光镜结合；②除同时聚集和调节视差以外，可分开调节 ±3° 光束。

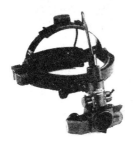

图 2-13　Heine OMEGA 100 头带式间接检眼镜

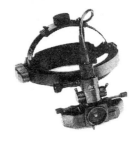

图 2-14　Heine OMEGA 180 头带式间接检眼镜

3. OMEGA200 头带式间接检眼镜（图 2-15）　除将示教镜固定装置在视窗两侧以外，其他特点均与 OMEGA180 头带式间接检眼镜相同。

4. Sigma150 镜架式间接检眼镜（图 2-16）　一个简洁、轻便的镜架式间接检眼镜具有精密的光学系统。使用舒适，便于携带，镜架可根据检查者的面部特征挑选和

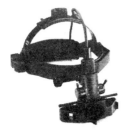

图 2-15 Heine OMEGA 200 头带式间接检眼镜

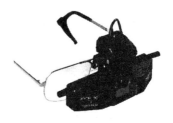

图 2-16 Heine Sigma 150 镜架式间接检眼镜

调整。灯泡为 6V 5W 的氙卤灯泡,提供明亮的白光,可垂直调节 ±3° 光束,以减少反射光,很好消除角膜或虹膜反射;整合的无红光滤镜,可拆卸的蓝色和黄的滤镜,适用于荧光素眼底血管造影检查;重量轻,仅 90g,瞳距调节范围 48~74mm。

5. Heine 间接检眼镜摄像系统(视频 OMEGA 2C)(图 2-17) 在 OMEGA 系列双目间接检眼镜的基础上,配上微型摄像装置及监视器,可进行连续摄像及贮存。是专门设计的视频双目间接检眼镜,非常适合教学、研究及患者宣教,数字化病历及远程医疗。高分辨率摄像机,CCD 470 000 像素,460 线,250~800mm 调焦。

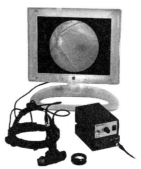

图 2-17 Heine 间接检眼镜摄像系统

(三) 国产 Ra-100 型双目间接检眼镜

航天工业总公司十七所在学习国外先进经验的基础上,自行设计并制造了 Ra-100 型双目间接检眼镜,它的主要技术指标如下:①光源最大照度 520Lux,连续可调;②有效照明区(在 500mm 处)直径不小于 60mm;③光斑高低调节范围在 +2°~-7°;④瞳距调节范围 50~70mm;⑤目镜

为 +2D;⑥重量不大于 140g;⑦光源为 6V10W 的卤素灯泡;⑧电池输出 0~6V 连续可调。目前有头盔式和眼镜式两种(图 2-18,图 2-19)。

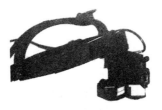

图 2-18 国产 Ra-100 型双目间接检眼镜

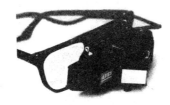

图 2-19 国产镜架式双目间接检眼镜

此外,市场上还有日本、美国、加拿大等国生产的双目间接检眼镜。各种间接检眼镜的光学原理大致相同,见本章第二节。使用方法及维护见第四章。

(刘丽娟 屠 颖)

第三章　双目间接检眼镜的特点

双目间接检眼镜因其特殊的照明系统及成像原理,与直接检眼镜相比有其显著的特点。

第一节　双目间接检眼镜的优点

一、具有立体感

双目间接检眼镜用双眼同时观察具有明显的立体感,可以分辨眼底病变的层次、病变的隆起及凹陷度,可分辨视网膜前、浅层视网膜、深层视网膜、视网膜下抑或是脉络膜的病变。视网膜脱离的范围及脱离的高度也清晰可见,即使是极浅的视网膜脱离亦易分辨。可看到视网膜裂孔的形态及视网膜下液的澄清度,玻璃体与视网膜的牵拉、粘连部位也可准确定位。可以分辨视网膜或脉络膜的实性占位性病变,发生视网膜脱离以后,仍可透过脱离的视网膜看到实性病变的形态、大小、隆起度、色泽及与周围组织的关系等。甚至以往用直接检眼镜检查容易漏诊的视网膜囊肿,也因双目间接检眼镜有立体感而使其发现率大大提高。

二、照明度强

双目间接检眼镜的增强光源可穿透混浊的屈光间质,获得一个清晰的眼底图像。在角膜薄翳、初期白内障、晶状体半脱位及玻璃体混浊等情况下,用直接检眼镜无法看清眼底时,用双目间接检眼镜进行检查可获得清晰的眼底像(图 3-1)。视网膜脱离患者常因高度近视、玻璃体变性、

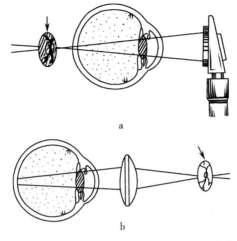

a

b

图 3-1 直接检眼镜(a)与间接检眼镜(b)成像原理的比较

出血等造成玻璃体混浊,影响眼底观察而漏诊。使用双目间接检眼镜后,避免了这类情况发生,真正做到了早期诊断、早期治疗,为患者的视功能恢复争取了时间。当角膜上皮水肿时,可妨碍眼底的检查,使用任何接触镜如三面镜时,均需在检查前用局麻药物,它会不同程度地引起角膜上皮水肿,难以看清眼底,而应用双目间接检眼镜检查可满意地检查眼底,应优先考虑使用双目间接检眼镜。但眼外伤后可疑睫状体撕裂或可疑窄房角者必须经前房角镜检查;与眼球挫伤有关的房角后退或迟发性房角后退性青光眼者应进行前房角镜检查,而不能仅仅依靠间接检眼镜。

三、视野宽

直接检眼镜只能看到眼底 17°范围,而间接检眼镜尽管放大倍数小,但可视范围大,约 37°范围(图 3-2)。在一个视野内,可同时看到视盘、黄斑部及附近大血管。因此比较容易判断眼底病变的大小、范围以及病灶与周围结构的关系,准确定位。结合巩膜压迫器的应用,可检查达锯

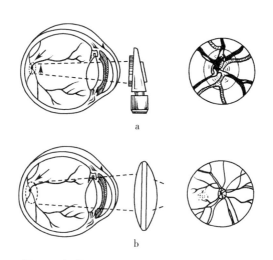

图 3-2　间接检眼镜的可视范围较直接检眼镜宽
a. 直接检眼镜可视范围为 2DD（直径 3mm）　b. 间接检
眼镜可视范围为 8DD（直径 12mm）

齿缘的周边部眼底甚至睫状体平坦部，扩大了可视范围，
而直接检眼镜一般只能检查到赤道部附近。

四、成像清晰

这与摄影照片相似，粗纹理的片子（高感光度或曝光
指数）比细纹理的片子（低感光度或曝光指数）所需曝光
量要小，细纹理的片子需要大量的光。双目间接检眼镜因
其强的照明，可见到清晰的眼底图像。甚至通过增加亮度
可看到微薄纤细的玻璃体视网膜之间的联系。

五、可使用巩膜压迫法

用双目间接检眼镜检查，光源在头部，检查者与患者
之间有一定的距离，有压迫巩膜的空间，检查者一手持物
镜及牵开眼睑，空出另一只手来持巩膜压迫器。在巩膜压
迫器的协助下，可满意地进行眼底周边部的检查，还可以
协助开睑。巩膜压迫器在眼球壁上移动、加压，可以动态
地观察眼底病变，可以分辨视网膜裂孔闭合的变化，有助

于发现视网膜格子样变性区中的小裂孔(图3-3)。巩膜压迫法的使用,使人们对眼底周边部的正常状态、生理性变异及病理状态有了深入的了解,使周边部视网膜变性、小裂孔、视网膜囊肿及锯齿缘断离的发现率大大提高。这也是直接检眼镜无法比拟的优点。

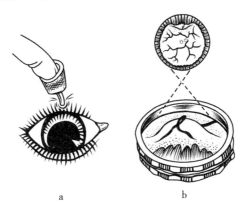

图3-3 巩膜压迫法协助检查眼底
a. 巩膜压迫的位置 b. 检眼镜下所见

六、可以示教

在双目间接检眼镜暗箱前附有一个三角形示教镜,除检查者外,可有 1~2 位医师通过示教镜同时观察同一目标,除向初学者示教外,还可供医师间共同研讨病情,手术中两位助手亦可观察眼底治疗情况。用间接检眼镜摄像系统不仅可以实时观察眼底,亦可以记录储存,以及分类再处理图像。

七、可在直视下进行手术

直接检眼镜除单眼观察无立体感外,还有检查者距手术眼太近,不能同时使用定位器或冷冻器直视下手术,只有双目间接检眼镜才能在直视下进行手术。手术时用冷冻器的头代替巩膜压迫器,可直视下定位视网膜裂孔并冷冻,若裂孔较大可沿裂孔周围边滑动边冷冻。并可根据视网膜对冷冻的反应控制冷冻剂量及时间。克服了手术中封闭裂孔的部分盲目性，缩短了手术时间，减轻了术后反应，使视网膜脱离等眼底疾病的手术治疗获得可喜的进展。

八、被检查者可卧位或坐位

检查时被检查者处于卧位，相对稳定，便于观察。被检查者自觉也较舒适，可忍受相对长时间的检查。对年老体弱、因疾病不能端坐的被检查者或儿童全麻时尤为重要。被检查者亦可坐位接受检查。

九、可用于眼底激光治疗

双目间接检眼镜可作为激光输出的一种模式，用于治疗眼底病，尤其是儿童全麻下眼底病治疗或手术后不宜或不能配合接触镜式的眼底激光治疗者。

十、其他

双目间接检眼镜光源在头盔上，检查者一手持物镜，解放了另一只手，以便于巩膜压迫、手术操作等。双目间接检眼镜检查时，检查者与被检查者距离比用直接检眼镜远，操作也比较方便。在特殊情况下，如防止呼吸道传染病等传染病传播流行，近距离检查时更方便，更安全。

第二节　双目间接检眼镜的缺点

一、成像小

直接检眼镜的放大倍数约 16 倍，而双目间接检眼镜放大倍数约 4 倍，眼底像的放大倍数较小，眼底的一些细微变化不易分辨，对后极部如黄斑部的囊样变性、小的出血点及小裂孔，有时不易区分，需借助眼底裂隙灯检查法如三面镜或双目间接眼底裂隙灯显微镜检查来鉴别。

二、倒像

因双目间接检眼镜特殊的光学原理，经过目镜、物镜的两次成像,在检查者与物镜之间形成一倒置放大的像。这是学习双目间接检眼镜时遇到的最大困难。处理倒像的方法是:①检查者在心中矫正这个倒像;②按呈现在聚光透镜上的图像画在倒置的眼底图纸上,检查结束时将倒置的图放正,就可展现实际眼底的立体关系(图3-4)。也就是说检查周边部眼底时,准备检查某个方位,就让被检眼向某个方向注视,转动眼球,检查者站在其对侧,检眼镜所见的眼底即为该方向的眼底,简言之,想看何处,就让被检眼向何方向转动,即可看到何处。这种检查方法初学者开始不很适应,如按照检查方法操作及绘图,坚持使用,即可较快地掌握。

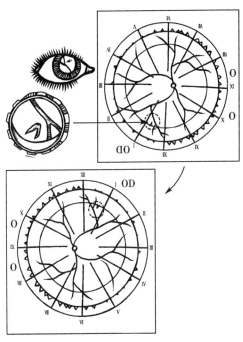

图3-4　眼底病变的形态和检眼镜下所见,以及画眼底图时对倒像的处理

总之,双目间接检眼镜以其照明度强、视野宽为眼底检查提供两个独特的优点。从后极部到锯齿缘的整个眼底都可观察到,且获得的是具有立体感的影像,有巩膜压迫器的辅助,远周边部眼底也能被观察到。到目前为止,是最方便、优越的眼底检查方法。

(刘丽娟　魏文斌)

第四章

双目间接检眼镜的基本使用方法

第一节　仪器的调节与维护

初学使用双目间接检眼镜时,很多检查者会感到不适,但经过适当的调节及练习,逐渐会觉得自然。在每次检查前,必须调节和校准仪器。开始时,这个过程会让人感到乏味,但在以后的实践中会变得越来越自然。

一、头带调节

头带前部不可压迫眉毛或滑脱到前发际,后部必须跨过枕外隆突。大约在眉上一指宽度(图 4-1)。一旦依头盔的位置确定好头带的位置后,将头带扭紧到正好不能围绕头部旋转的程度。头带过松,头盔易滑动,影响检查;头带过紧,检查者易疲劳,头部不适甚至出现头痛。

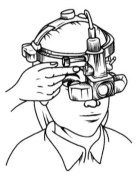

图 4-1　头带的调节

二、目镜调节

调节目镜旋钮,使其与检查者眼睛的水平相近。并调节目镜的瞳孔距离,保证每只目镜在相应的眼睛正前方,以使立体镜发挥最大能力,从而使两只眼看到同一视野。戴眼镜者,需把目镜尽量贴近镜片(图 4-2)。检查者可将手背、手掌或拇指放在 45~50cm 处,交替闭合一只眼,以确定每一分开的视野宽度是否一致,同时可对每一目镜的

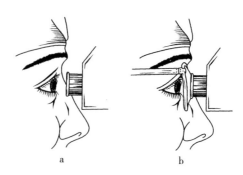

图 4-2　目镜调节

a. 检查者的眼睛应尽量贴近目镜　b. 戴镜者也应将镜片贴近目镜

位置做必要的调整,当每一只眼的视野一致时,立体镜可发挥最大能力。

目镜可用清洁其他光学镜头的方法清洁。

三、照明装置调节

此装置需水平放在检查者眼前中央,当通过检眼镜往外看时,可交替闭合一眼,看检眼镜投照出光线的方窗框是否水平,如果不平说明照明灯倾斜。打开电源后,最好在一臂长的距离(工作距离约为一臂长,50cm)调节目镜的瞳距及光源的垂直位置,将照明光调节至视野的上半部,光线由被检查者瞳孔的上半部通过,光束照亮视网膜,反射光经被检查者瞳孔下半部射出,通过物镜成像,可获得理想的立体感。如果目镜的间距正适合检查者的瞳距,光源应均匀一致,以看不见灯丝为宜,光源应位于水平线的上半部分(图4-3),这样进入被检查者瞳孔的光

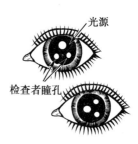

图 4-3　照明装置调节:光源及所得的影像应该在瞳孔区,光源位于瞳孔区上半部分

线高于检查者的视轴,使眼底能被充分照亮,便于观察。检眼镜灯与每一目镜成像在被检查者瞳孔中的协调是很必要的。如果光线在正中,检查者的视轴不能在瞳孔正中,结果是眼底图像模糊不清。最初检查眼底时,我们建议尽量将照明亮度调到较低水平,这样被检查者易适应,亦可延长检眼镜照明灯泡的寿命。

四、物镜调节与选择

物镜是双凸的聚光透镜,但两面凸度不一致。使用时,将表面弧度大的一面向上,如果拿反了,反光会过强,图像也会变形扭曲。把示指和中指分别放在物镜镜框的两个凸环上,大拇指放在其对面的两环之间(图 4-4),这样,检查者可牢固地控制物镜,并容易移动和支撑。环指和小指放在被检查者面部的外侧眶缘处,帮助稳定物镜与被检查者的距离,使物镜位于其焦距的高度(图 4-5),可伸展或缩回手指,以调节物镜与被检查者面部的距离,当此距离正好是物镜的焦距时,可得到完美的图像,它是明亮的、清楚的,并充满视野。当物镜位于焦距内时,眼前部结构,如睫毛、眼睑等可出现于图像中(图 4-6)。检查者必须学会用任意一只手持物镜,这样检查者围绕被检查者移动时,双手可交替持镜,便于检查。

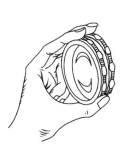

图 4-4　手持物镜的方法

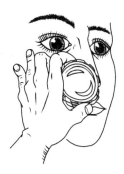

图 4-5　检查者环指和小指支撑在被检者面部

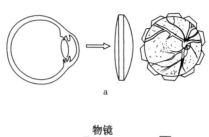

物镜

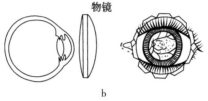

图 4-6　物镜与被检眼的距离
a. 距离适中,镜中充满眼底图像　b. 距离太
近,镜中呈现眼前部结构

　　了解物镜与被检查者面部距离是否适当的方法是,
水平移动物镜,当移动方向与物镜中图像的运动方向一致
时,物镜位于焦距之外;反之,当移动方向与物镜中图像的
运动方向相对时,物镜位于焦距之内。

　　一般人们选择的物镜的屈光度范围为 13~40D。屈光
度大的物镜,屈光能力强,放大率低,视野大,距被检查者
眼睛近;低屈光度的物镜,放大倍数大,物镜距离被检查者
眼睛远。

　　若物镜上有手印、棉绒、污物或碎屑时,会影响成像效
果,因此应该常规、定期清洁物镜。清洁时,不能只用干布
擦,这样会划破物镜表面的抗反光涂膜,可用无味的柔软
洗涤剂和温水清洗,并用大量清水冲洗,冲洗时用力摇动
物镜,遗留的水滴可用软布擦拭。需要消毒时,可浸泡在
无水乙醇中 30 分钟或 1∶1000 氯化苯杀克(羟基二甲基
代苄基铵盐)溶液中,10 分钟即可,亦有采用环氧乙烷消
毒或 40% 甲醛(福尔马林)熏蒸的方法。一定不能用高压
消毒。

第二节 检查前的准备

检查前,当被检查者的瞳孔没有散大、检查室照明很亮、检查椅没有倾斜时,要满意进行双目间接检眼镜检查是较困难的。有倾斜的坐椅或检查床时,检查者站在被检查者头旁,可围绕被检查者转 270° 以便于全周眼底的检查,并很容易应用巩膜压迫器,进行巩膜压迫,检查远周边眼底。因此进行双目间接检眼镜检查之前,必须在各方面做好准备。

一、被检查者准备

(一) 心理准备

检查前必须让被检查者知道检查的目的和大致的方法,并告诉被检查者双目间接检眼镜的光线要比直接检眼镜光度强,检查完眼底之后可能有一段时间看不到东西,或看见绿、蓝、紫色亮点,过一会儿便可恢复,对眼睛并无损害,以获得被检查者的合作。同时让被检查者了解,此项检查费时,以求得到被检查者的配合。有时被检查者可看到树枝状的 Purkinje 纤维,属正常现象。

(二) 散瞳

要满意地检查整个眼底,尤其是远周边部、锯齿缘部眼底,必须充分散大瞳孔。一般用复方托品酰胺、美多丽(Mydrin-P)及 10% 去氧肾上腺素等快速散瞳剂,15~30 分钟后瞳孔可充分散大。此类药散瞳效果好,恢复正常的时间短,但对于葡萄膜炎、视网膜脱离等患者可选用 2% 后马托品、1% 阿托品等强力散瞳剂散瞳。有些患者瞳孔不易散大,可给予结膜下注射混合散瞳剂,其配方是:盐酸肾上腺素 25mg、后马托品 20mg、盐酸普鲁卡因 50mg,加溶液至 5ml,结膜下注射 0.2ml,20 分钟后瞳孔可散大。

必要时散瞳之前可用少许局麻药物,不仅使被检查者无不适感觉,也提高了散瞳药物穿过角膜上皮的能力,只有少数被检查者因过敏反应发生角膜上皮混浊而影响眼底观察,对这些少见的病例要谨慎使用局麻药物,但对于大部分被检查者来说,均能很好配合与耐受双目间接检眼镜检查,无明显不适感,亦多不用局麻药物。对于 3:00、9:00 方位的远周边眼底的检查不满意时,可结膜囊滴表面麻醉剂,巩膜压迫器直接在结膜囊内压迫巩膜,较容易查清这些方位的远周边眼底。

在某些病例,如瞳孔后粘连时,无法散大瞳孔,这时需要有经验的检查者通过移动物镜的位置,或选择屈光度数大的物镜如 28D、30D 等,使光线通过小瞳孔或不规则瞳孔亦可满意地检查眼底。

检查前不能用眼药膏,否则可使眼睑滑腻,无法固定,视野模糊。

（三）体位

被检查者最好采取平卧位或倾斜躺于检查床或坐椅上。这样便于眼底观察,也可坚持较长时间的检查。如果被检查者和检查者面对面坐着,全面看到眼底会很困难,在检查被检查者眼底的上部分时,被检查者必须抬头或头向后倾,而检查者需要低头弯腰,给检查带来麻烦。但有些病例必须采取坐位检查时,这要求被检查者的有效配合。对初学者来说,让被检查者处于卧位检查,检查者与被检查者均不易疲劳,可以耐受较长时间的检查,易得到被检查者很好的配合。对于一位已经熟练掌握这一技术的眼科医师,检查者及被检查者双方均采取坐位,面对面地检查眼底,亦能满意地检查后极部及赤道部眼底,但对于需进行巩膜压迫检查眼底远周边部及锯齿缘时,坐位检查难以进行,还是让被检查者采取卧位比较合适。

（四）开睑

检查者一般用左手持物镜,持物镜的左手环指协助打开被检查者的上睑,并固定于眶缘,用另一只手的中指在不持巩膜压迫器时,可辅助拉下眼睑,使角膜、瞳孔充分暴露,便于光线进入眼内及眼底成像。拉开眼睑时力量要适中,既要有效地开睑便于检查,又要轻柔,以避免引起被检查者眼睑疼痛,无法配合检查。

（五）注视

双目间接检眼镜的一个特殊功能是检查远周边眼底,

这需要被检查者配合,向被检查方向转动眼球,并保持一段时间注视,以利详细观察。对光照敏感的被检查者,当光线射入眼球时可能反射性地紧闭双眼,Bell 现象导致眼球向上转动,此时强行拉开眼睑也无法进行有效的检查,因此在检查前应指导被检查者练习按检查者的要求向某一方向转动眼球。检查时让被检查者睁开双眼,并给被检查者明确的指示,如“看您的右耳”,“看您的左肩”,“看您的脚”,等等,或在需要的方向上轻轻拍打被检查者的头面部,令其向此方向注视,这样可顺利地完成检查。

二、检查者准备

检查者在进行双目间接检眼镜检查之前,必须深刻理解倒像的概念,并有充分的思想准备,以免对所看到的图像及其所在的位置不知所措。因为很多检查者先已掌握了直接检眼镜检查技术,对放大的、直立的眼底图像很熟悉。用双目间接检眼镜检查时自然套用这一经验,把倒像理解成正像。画眼底图是掌握理解倒像的关键,很少有检查者已经掌握间接检眼镜检查技术而不会画眼底图的。如果你不能画出所见到的图像,你也就没有真正看到或理解。

双目间接检眼镜所见的眼底图像是倒置的,包括上下颠倒、左右颠倒,而眼底的位置不倒置。也就是说,你所看到的部位就是你要检查的部位,与直接检眼镜相同,你在看鼻上方眼底时,被检查者向鼻上方注视,检查者所见的眼底图像即是鼻上方眼底所见,但图像是倒置的。

总之,在任何时钟位置,检查者看到的眼底,好像他站在锯齿缘处向后极部眼底看。其次,当被检查者的眼球保持不动时,物镜在一个方向运动可引起所呈眼底像向相反方向运动,物镜从右移向左,图像由左移向右。另一方面,如果检查者保持不动,在物镜中,被检查者的眼球移动与眼底图的移动方向一致。无论检查者站在哪一方向,在物镜中接近检查者一侧的图像,是更远离后极部而接近周边部的眼底。

另外,充分散大瞳孔之后,反复仔细检查从后极部到锯齿缘部的整个眼底,费时长、消耗体力大,检查者要有思想准备。

三、其他准备

(一)暗室

在暗室中检查可增加眼底像的颜色对比,并消除其他方向的光源引起的反光。

(二)检查床或检查椅

暗室中应放置供被检查者平卧的检查床或可调节倾斜度的检查椅。

第三节 检 查 方 法

在暗室中,被检查者双眼瞳孔充分散大后,平卧于检查台或躺椅上,绘图纸倒置平放在被检查者的胸部,检查者站立于检查台的床头方位,戴上双目间接检眼镜头盔,扭紧头带,接通电源,调试好检眼镜,一手持物镜,另一只手协助打开眼睑,开始检查眼底。检查时重点观察与全面浏览结合起来,既要重点检查病灶,又要浏览整个眼底。发现病灶时,准确将其画在眼底图上,大小按视盘直径估测,位置以时钟方位及距标志线(视盘、赤道、锯齿缘)的距离来确定。

一、后极部及中周部眼底检查

检查先以较弱的光线从中周部开始,这样给被检查者一个对光线的适应过程,以便用较强光检查后极部时可很好地配合。检查中要允许被检查者有眨眼的机会,以防止角膜干燥,引起被检查者不适感和影响成像效果。

(一)浏览眼底

浏览眼底技术很重要,若不能掌握,每看一个位置时需重新确定它在整个眼底的位置,这样的结果是把眼底看成一个个孤立的小岛,互相之间无法联系,也就无法迅速对病灶进行准确的定位。要学会浏览眼底,首先应练习带着呈现眼底图像的物镜做很小的水平横向运动,运动中保证眼底图像在物镜中不消失。要把双目间接检眼镜的整个光学系统看成一条直线,该直线是由检查者的视轴把目镜、物镜、被检查者的瞳孔和要观察的眼底连起来的(图4-7),随着检查部位不同,这条直线像杠杆一样,以被检查者的瞳孔为支点而移动,检查者的头部必须随之运动,以保持视轴与物镜平面垂直(图4-8)。这种自如的协调动作,需要花费时间和耐心来反复练习。浏览时,先在物镜中心找到有视盘的后极部,从视盘开始,沿着某一支血管由后极向周边部观察,到尽可能周边部时再沿其邻近部位由周边部向视盘部观察,如此往返重叠观察一周。被检查者分别注视8个检查眼位,使全部眼底被检查到,没有遗漏。

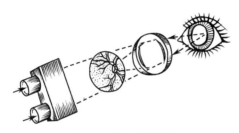

图 4-7　检查者的视轴

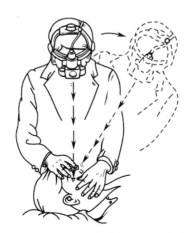

图 4-8　检查者头部与物镜移动协调一致

（二）中周部眼底的检查

检查中周部眼底时，被检查眼需配合转动眼球，检查者围绕被检查者的头部移动检查位置或令被检眼转动，手持的物镜及检查者的头部随之移动。如检查被检查者右眼，从鼻上方开始，检查者站在与被检查者注视方向相反的位置，即让被检查者向左上方看，检查者站在被检查者右颞部一侧，检眼镜的光线射入被检查者的瞳孔后，可见红光反射，此时把 +20.00D 的物镜置于距角膜 5cm 的光线通路上，可立即得到一个放大的、倒置的眼底实像。沿着顺时针方向依次观察赤道部和中周部眼底。当围着被检查者检查时，身体要与物镜同时移动。此过程中，随检查部位不同需被检查者配合注视不同的方向，检查者围绕被检查者的头部移动，但检查者始终保持与被检查者注视方向相反位置上。如检查 6:00 方位，检查者位于被检查者的头顶处，令被检眼向下看自己的脚。为检查 3:00 周边部眼底，检查者站在被检眼的 9:00 处头侧，令被检眼向 3:00 方向注视（图 4-9）。被检眼向周边注视时，才能看见眼底的周边部，向周边注视，物镜内所见瞳孔呈横椭圆形，此时射入眼内的光线减少，可适当增加光亮度。物镜稍向前倾斜，容易看到赤道部或其稍前的部分，一般不压迫巩膜看不见锯齿缘，但在无晶状体眼，尤其是通过虹膜切除的部分，有时亦可见到锯齿缘。要观察垂直子午线处的眼底，检查者需站在垂直线一侧 15°~30° 处，并将头向肩部倾斜。有些检查者发现，从物镜焦距稍远处位置接近眼球较容易得到图像，随着接近，后部眼底图像已经倒置，这样较容易找到物镜的焦距。

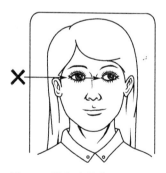

图 4-9　检查者的位置与被检查者注视的方向相反

(三) 后极部眼底检查

最后检查被检查者的后极部,让被检查者注视检查者的下颌或耳朵,此时视盘、黄斑部及其周围的大血管等后极部眼底呈现在物镜中。仔细观察跨过视杯边缘的视网膜血管及静脉的搏动,可感受到立体层次。观察黄斑的时间应尽量短,以减少对黄斑区视网膜的光损伤。

涡静脉壶腹是后极部与赤道部眼底的界线,应认识此解剖标志,它的样子很像红章鱼,颜色依视网膜脉络膜的颜色不同而不同,在正常眼底可能有 3~15 条,一般是 8 条左右(图 4-10)。

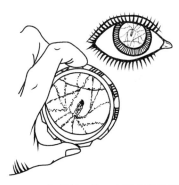

图 4-10 双目间接检眼镜下所见的涡静脉壶腹

在鼻侧和颞侧眼底,各可见一橘黄色线条样结构,这是鼻、颞侧睫状后长神经,它们沿水平子午线通过脉络膜到达前方,将眼底分成上、下两部分(图 4-11),这是水平定位的明显标志。

稀薄的玻璃体混浊在视网膜表面形成细带样的影子,与物镜表面的污点很难区分,此时可旋转物镜,看它是否随之而动,以鉴别。

玻璃体后脱离者,可在视盘前方看到投射于视网膜上的一个环形影子。

检查后极部时,也可使用滤光镜以达到特殊目的,如在绿光(无红光)下可观察视网膜神经纤维层,根据视网膜色素上皮层黑色素颗粒的吸收光谱,可反射绿色(无红)单

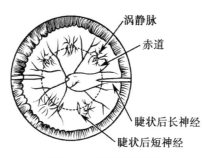

图 4-11　眼底分区示意

色光,在无红光下,色素上皮层会消失或变薄,神经纤维层清晰可见。

二、眼底远周边部检查

检查锯齿缘及睫状体平坦部等远周边部眼底必须结合巩膜压迫法进行。因周边部有虹膜的遮挡,无论如何倾斜头部及物镜,也有一部分眼底无法看到,从眼球外部顶压巩膜,此处视网膜被推入视野中。压迫巩膜可检查远周边眼底,也可从多侧面、动态检查这部分眼底。

观察周边部眼底时,需令被检查者注视要检查眼底的方向,同时检查者需大幅度地移动身体,以保证头部光源能照亮要观察处。此时瞳孔看起来是椭圆形的,要通过这个椭圆形瞳孔的短轴投入光线并获得眼底图像,不是易事,需经过反复训练。

检查时,检查者用利手的中指或示指伸入巩膜压迫器的体部,检查从上方开始,让被检查者向下看,不用力量,将巩膜压迫器的头部放在上睑睑板上缘 12:00处(图 4-12),令被检查者向上看,此时巩膜压迫器向后滑入眼眶,压迫器的体部几乎与眼球平行(图 4-13),压

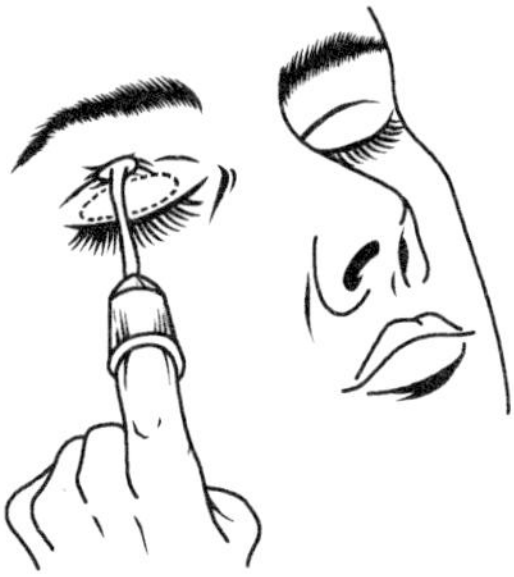

图 4-12　检查上部周边眼底时巩膜压迫器的位置

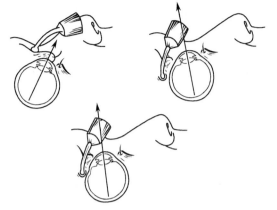

图 4-13　巩膜压迫器使用的过程

迫范围自角膜缘后 6~14mm,压迫器置于眼球弧线的切线上,轻轻下压,可产生眼底隆起,通过瞳孔可观察到红—灰颜色交替改变,即压迫时红色消退,此时将物镜插入检查者的视线上,被压迫的眼底清晰可见。获得眼底图像后,可移动巩膜压迫器,连续观察眼底,从各个方向动态观察眼底病灶(图 4-14)。这是巩膜压迫器的特殊优越之处,它能使检查者看到没有巩膜压迫器无法发现的病灶,用这个技术,可检查一周锯齿缘和后 1/3 睫状体平坦部(图 4-15)。

　　压迫眼球的力量因眼压、瞳孔散大的程度及所需检查眼底的位置而改变。但不能过重,以免造成眼球医源性

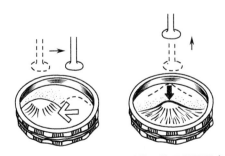

图 4-14　巩膜压迫器移动时检眼镜下所见眼底

37

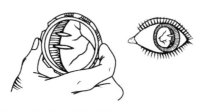

图 4-15　双目间接检眼镜下所见的锯齿缘

损伤。

　　压迫器头的位置应与视轴保持一致，也就是压哪儿看哪儿。检查时，检查者的视线、物镜的焦点、被检眼的瞳孔中央及压迫器头的位置必须保持在一条直线上(图 4-16)。当压迫巩膜时，通过物镜不能看到眼底隆起，这时压迫器与视轴不在一条直线上，检查者若确实在压迫巩膜，应矫正定位，而不是更用力压迫。压迫位置不要太靠前，因锯齿缘距角膜缘 7mm 左右(图 4-17，图 4-18)，必须在角膜缘

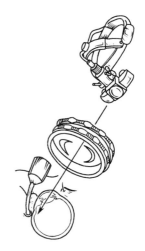

图 4-16　目镜、物镜及被检查者眼底的位置关系

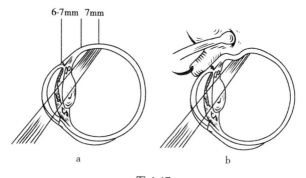

6-7mm　7mm

a

b

图 4-17
a、b. 压迫巩膜的位置

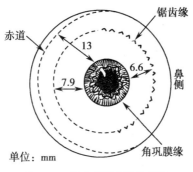

图 4-18　锯齿缘距角膜的距离

后压迫方有效果。

检查 3:00、9:00 位置时,压迫器可将眼睑轻轻移动到水平位置(图 4-19)或直接压于球结膜上(图 4-20),如果患者无法接受,可滴表麻药后进行,以利多卡因为宜,避免应用丁卡因,以免导致角膜上皮水肿而影响观察。

可用任何手持巩膜压迫器,但最好是利手,这样操作灵活。对于右利手者,检查上部眼底时,可站在被检查者的右侧,检查下部眼底时,可站在被检查者的左侧;左眼的颞侧和右眼的鼻侧从被检查者的右侧检查,右眼的颞侧和左眼的鼻侧可从被检查者的左侧来检查。

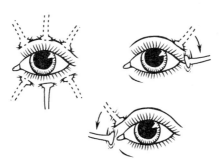

图 4-19　巩膜压迫器在眼睑各方向压迫的位置

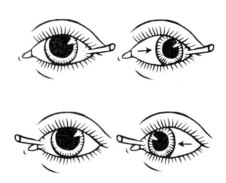

图 4-20　巩膜压迫器经结膜压迫 3:00,9:00
巩膜的位置

　　在某些情况下,检查周边眼底时,可采用高度数的物镜。因高度数物镜观察视野大,而镜面直径小,便于在鼻子与眼眶之间的凹陷处倾斜操作。

　　锯齿缘是感光视网膜的最前端,它在眼底的鼻半侧呈扇贝样,正视眼距角膜缘平均 6.6mm,而颞侧近似平滑,距角膜缘平均 7.9mm。颞下方八分之一周边部视网膜常见典型的视网膜囊样变性,这可以是生理性的,出现于正常眼,它看起来是灰色带状,在锯齿缘处呈胡椒盐状。

　　因为使用巩膜压迫器可增加眼压,故在某些情况下眼压增加对眼球有危害时,应避免使用,如青光眼、近期眼外伤或 8 周内做过内眼手术者,可疑有实性肿物继发视网膜脱离时,也禁忌使用压迫器,以免促进肿瘤播散。但应明确,巩膜压迫器不会造成视网膜裂孔,或使原裂孔加大,而且不会促使视网膜裂孔发展成为视网膜脱离。

　　从视盘至锯齿缘,用 20D 物镜检查时,差不多 3 个视野范围,对追查某一病变与视盘等眼底重要结构关系时,可顺序查看(图 4-21)。

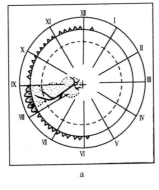

a

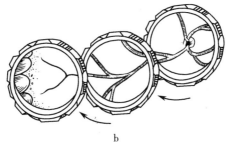

b

图 4-21

a、b. 用 20D 物镜检查视盘至锯齿缘约 3 个视野范围

第四节　检查时出现的异常情况
及处理方法

检查时,特别是初学使用双目间接检眼镜时,会出现图像不清晰、复视、新月形图像等异常情况,影响检查效果,需学会认识和处理。

一、图像不清晰

图像不清晰是因为检查者离被检查者太近,这时检查者的头略向后移动一些就可矫正。通常,老视眼检查者需要用距离矫正与目镜屈光度结合起来,如果检查者检查时摘掉眼镜,则需生产厂家把所需矫正度数装到其专用的目镜中去。

二、复视与视疲劳

复视多由调节不当造成。当检查者通过物镜看到两个像时,必须确定这两个像的相互关系是垂直的还是水平的。垂直复视几乎普遍由检眼镜头盔没有戴正、灯箱倾斜造成,这很容易被矫正;有少数检查者是由垂直隐斜造成,这可将适当的棱镜加入到他专用的目镜中去。水平复视多由瞳孔距离未调好或离被检查者太近造成,检查者应保持物镜与头盔之间 45~50cm 的距离。

不适当的瞳孔调节诱发的隐斜产生紧箍样的头痛,可能被认为是仪器的重量或头带调节不适造成,实际上一个有经验的检查者在检查时,甚至在检查很长时间的情况下,很少注意到头上戴着检眼镜。如果复视和视疲劳一直存在,甚至在注意到仪器的调节后仍然存在,应检查一下该检查者的双眼视功能,即融合范围不够也可造成复视,并用视觉疗法或所需物镜来改善。

三、图像中的异常影像

检查时,如果被检查者的虹膜或眼睑等外来图像出现在物镜视野中,可能是因为物镜没放在其焦距上或物镜没位于被检查者的瞳孔中央。

四、新月影

位于物镜边缘的新月形图像出现时,表明检查者的视轴没有与物镜的平面垂直,保持物镜在它的焦距高度,并将物镜向新月影方向倾斜,则可获得完整的眼底图像。

五、反光现象

检查后极部眼底时,角膜表面可出现反光,影响观察,关掉室内的照明灯光,或稍微倾斜物镜即可除去(图 4-22)。物镜表面有指印或污物时也可产生反光,因此要经常清洗物镜。

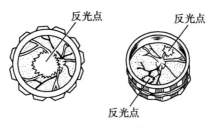

图 4-22　物镜反光的处理方法

六、周边物像变形

由于物镜为两面凸透镜,且两面凸度不等,周边存在像差及物像变形,避免使用过高屈光度的物镜。

(刘丽娟　魏文斌)

眼底图的绘制

用双目间接检眼镜检查眼底后,将临床所见绘制在眼底图上是非常重要的。初学时多练习画眼底图可以加强倒像的概念和建立眼底的立体关系,并可正确地理解局部与整体的联系。

同时,详细绘图可真实记录检查时眼底的状态,并可在其上做标记,比照片提供更具体的记录。也可以比较几个被检查者及一个患者不同时期的眼底情况以便进行自然病程的观察,作为资料予以保存。手术时,将眼底图贴在术者右侧墙上,可随时参考。用标准的绘图技术和国际统一颜色标记,可在医师之间进行交流,并可在刊物上发表。所以在学习双目间接检眼镜的同时,一定要学会绘制眼底图。

第一节 眼底图的组成

一、眼底图的组成

为便于绘制和保存,眼底图需绘在稍厚、质量较好的纸上。该图由三个同心圆及 12 条放射线组成,最外圆表示睫状体及玻璃体的基底部,中间圆表示锯齿缘,最内圆表示赤道部。12 条放射线为按时钟方位的子午线。图纸上应记录被检查者的姓名、病历号、眼别、视力、检查日期及检查者姓名等。

在眼底图的中央,用"+"代表黄斑中心凹,其鼻侧用小圆圈代表视盘(图 5-1)。

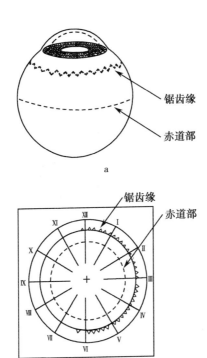

图 5-1　眼底图的构成(b)及与眼球的解剖(a)关系

二、眼底与眼底图的差别

眼球是近椭圆形的球体，而眼底图是平面，在平面上准确描绘一个球体是不可能的，都会有变形。

在实体上，赤道的圆周最大，而在眼底图上，锯齿缘的圆周比赤道大，这不符合解剖特点，而是为绘图方便，是依从后到前的顺序来理解。

赤道是划分眼底前部和后部的界线，而在眼底图上，前部眼底区域似乎小于后部眼底。事实上赤道到锯齿缘的距离是 4DD，而赤道到黄斑的距离是 6DD，这样，锯齿缘与后极部相比，相应的 DD 大于赤道部。

眼底图上最小圆表示赤道，而在眼球上赤道不像锯齿缘那样有明确的界限,此圆前后共约 4DD 的环形带状区域是赤道部。

第二节 绘图方法

一、眼底病变的测量与定位

用时钟指示方向,中心窝位于眼底图的正中央,其上方是 12:00,下方是 6:00,右眼 3:00 指向鼻侧,9:00 指向颞侧,而左眼 9:00 指向鼻侧,3:00 指向颞侧。

临床上用视盘直径(disc diameter,DD)作为测量单位,用它估计病灶大小及病灶距某解剖标志的距离。如果必须用毫米计算,可假设视盘直径是 1.5mm 来推算。如图 5-2 所示的脉络膜痣,可描绘成:1:00 方位,距视盘 6DD 处直径约 3DD 的脉络膜痣。

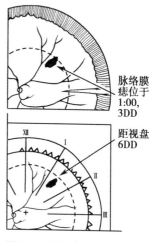

脉络膜痣位于 1:00,3DD,

距视盘 6DD

图 5-2 眼底病变在图上的表示方法

二、检查眼底

在绘图前,一定要详细全面地检查眼底,除双目间接检眼镜外,还可辅以直接检眼镜、裂隙灯显微镜及三面镜检查,对眼底及眼睑的病变有全面透彻的认识,方能准确地绘出眼底图。

三、体位

被检查者最好平卧,眼底图放于被检查者胸前,因所见眼底像为倒像,图纸的方向与被检眼的方向相反,即图的 6:00 方向朝向被检查者的下颌,12:00 方向指向被检查者的脚(图 5-3)。

四、用不同颜色记录眼底病变的统一规定

用不同颜色来表示眼底的不同病变,国际上已有被大家广泛接受的统一规定(图 5-4,见后插图)。

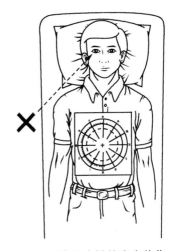

图 5-3 临床中被检查者体位及眼底图的放置

黑色实线可代表:①视网膜脉络膜萎缩边缘;②脉络膜痣,视网膜色素上皮良性肥大和其他色素,脉络膜或视网膜色素上皮障碍;③脱离的视网膜边缘的分界线;④巩膜加压嵴的边缘;⑤睫状后短、后长动脉和神经外缘的色素沉着;⑥脱离视网膜内的色素;⑦透热法、冷冻疗法或光凝法治疗后的色素沉着;⑧血管鞘(依程度不同画外缘或实性)。

褐色实线可表示:①脉络膜脱离;②脉络膜黑色素瘤;③睫状突;④脱离的视网膜下的巩膜加压嵴的边缘;⑤纤维增殖性分界线;⑥脱离的视网膜下的视网膜脉络膜萎缩边界;⑦后巩膜葡萄肿的边缘;⑧睫状体平坦部囊肿;⑨脱离的视网膜下的色素;⑩睫状体纹理;⑪葡萄膜的病变。

蓝色交叉线代表:①睫状体平坦部到锯齿缘的睫状上皮脱离;②变性性视网膜劈裂症的内层视网膜;③视网膜撕裂孔的边缘翻卷;④压迫或非压迫变白;⑤标记随视网膜下液的移动而改变的视网膜皱褶。

蓝色实线表示:①视网膜子午线性或放射状固定皱褶;②微囊样视网膜变性;③脱离的视网膜;④脱离的黄斑,画一个蓝色的"+";⑤视网膜囊肿;⑥视网膜裂孔的边缘;⑦锯齿缘断离的边缘;⑧视网膜格子样变性的边缘;

⑨视网膜变薄区域的外缘;⑩视网膜新生血管膜的外缘;⑪视网膜静脉;⑫视网膜增殖条索;⑬周边部视网膜囊样变性。

绿色虚点表示:①玻璃体内的星状小体;②视网膜格子样变性和变性性视网膜劈裂症视网膜前的雪花沉着物。

绿色实线代表:①玻璃体内渗出斑;②玻璃体内积血;③玻璃体内异物;④玻璃体内增殖膜;⑤屈光间质混浊;⑥锯齿缘露珠及颗粒组织;⑦视网膜新生血管突出至玻璃体的外缘;⑧视盘前环状混浊;⑨视网膜裂孔的盖膜。

红色交叉线表示:①脉络膜视网膜萎缩的内部区域;②视网膜变薄的内部区域;③视网膜巨大裂孔或巨大锯齿缘断离;④变性性视网膜劈裂症的内层视网膜裂孔。

红色实线表示:①贴附的视网膜;②视网膜下出血;③正常黄斑,画一个红色的"+";④变性性视网膜劈裂症的外层视网膜裂孔;⑤视网膜裂孔的外缘;⑥视网膜前出血;⑦视网膜新生血管;⑧视网膜侧支血管和静脉交通支;⑨涡静脉。

黄色虚点代表:①玻璃疣;②视网膜下和视网膜渗出。

黄色实线表示:①视网膜色素上皮层的沉着物;②浆液性黄斑脱离或黄斑区出血,画一个黄色的"+";③激光光凝后的视网膜水肿;④后长、后短睫状神经;⑤严重的视网膜下和视网膜渗出。

五、绘图方法

首先在图上画几个重要的解剖标志作为参考,如视盘、黄斑、视网膜血管的分支等。检查从鼻下方开始,顺序检查眼底一周。初学者可根据眼底所见边检查边用铅笔将影像草画在图纸的相应处,必要时做文字注释。病变的位置按时钟方向,视盘直径作为病变大小及距视盘的距离标准。检查完毕后,用彩色铅笔按国际统一规定画出详图,检查者签名。

(刘丽娟)

双目间接检眼镜
所见的正常眼底

眼底是指包括视网膜、脉络膜、视神经球内段、玻璃体及中间葡萄膜在内的眼球后段球内组织。对眼底病的检查和诊断之前,必须熟悉正常眼底所见及其生理性变异。1851 年 Helmhotz 发明检眼镜,人们才能在活体上观察到正常眼底表现、生理性变异及其病理改变。尤其对后部眼底的视盘、黄斑和大的视网膜血管的标准形态、生理性变异及病理改变等有了充分的认识,但对脉络膜和周边眼底的标准形态仍难以看到,自从双目间接检眼镜应用以后,临床医师对脉络膜和周边眼底的结构才有了更进一步的认识。

第一节 眼底颜色和分型

一、眼底颜色

眼底的颜色与种族及检查时使用光线的色调有关。眼底颜色取决于脉络膜血管内血液、视网膜色素上皮层和脉络膜色素的颜色。黄色人种眼底一般呈橘红色,黑色人种的眼底色素最多,为暗红色,而白化病患者眼底呈鲜明的红色。年龄亦是影响眼底颜色的因素之一,婴幼儿眼底色素少,眼底颜色红且发亮,2 岁以后逐渐接近成年人。老年人脉络膜色素增加,脉络膜血管壁透明度减低,眼底颜色呈暗红色。

二、眼底分型

根据视网膜和脉络膜色素量的多少、分布情况与脉络膜纹理,眼底可表现为以下三种类型。

(一)视网膜型(均匀型眼底)

眼底呈均匀橘红色或棕红色,视网膜色素上皮的色素较多,在后部眼底不易辨别脉络膜的形态,在强光下仔细检查可见无数均匀分布的细小颗粒。

(二)脉络膜型(豹纹型眼底)

由于此型的视网膜色素上皮的色素较少,可以透见脉络膜血管结构及血管间隙的色素区,形似豹皮的纹理。此型眼底常见于老年人和高度近视眼。

(三)巩膜型(白化病型眼底)

此型眼底的视网膜色素上皮和脉络膜几乎完全无色素,脉络膜血管裸露,在血管间隙可透见白色巩膜。此型眼底见于白化病患者。

正常人以前两型多见,亦有过渡型和联合型,在视网膜型眼底的周边部可合并脉络膜型或轻度巩膜型眼底存在。

三、眼底的颗粒状态

正常眼底所呈现的颗粒状或点状表现如鲨鱼皮样,是眼底最常见的基本特征,一般认为是视网膜色素上皮的表现,在黄斑区及其周围脉络膜和视网膜中含色素最多,分布均匀,眼底的颗粒状粗糙感不明显。在眼底周边部及锯齿缘附近,颗粒状表现较疏松且变大。眼底正常颗粒状的消失,说明有病理改变,如视网膜脱离时,视网膜神经上皮与色素上皮被液体分开,则失去颗粒状表现。

四、视网膜的反光

正常眼底除黄斑中心凹反射和黄斑周围光晕外,视网膜内界面可有湿丝绸样反射光,在视盘上、下和鼻侧1~3DD 范围内以及沿视网膜血管旁的区域,因内界膜微微隆起形成的反射面,呈片状或线状反光。生理性视网膜反光在青少年眼底较明显,中年以后逐渐减弱,老年人则很弱或消失。

第二节　眼底分区及眼底病变的测量与定位

一、眼底分区

眼底分后部眼底、周边眼底及玻璃体三部分。赤道后 2DD 即涡静脉巩膜管内口后缘连线作为后部眼底和周边眼底的分界线。涡静脉巩膜管内口后缘连线作为后部眼底的前缘。后部眼底包括后极部(posterior pole)、黄斑区 (macular area)、黄斑(macular)和中央窝(fovea)。以中心小凹(foveola)为中心,以中心小凹至赤道 1/2 距离为半径的近圆形区域为后极部。以中心小凹为中心,视盘颞侧上下血管弓之间,水平直径 5~6mm 的横椭圆形区域为黄斑区。涡静脉巩膜管内口后缘连线至锯齿缘间的环形带状区域宽约 6DD,为周边眼底,包括中周部(mid periphery)视网膜和远周边部(par periphery)视网膜。中周部亦称赤道部 (equatorial part),为赤道前后 2DD 的环型带状区域,宽约 4DD。赤道前 2DD 至锯齿缘间大约 2DD 宽的环形区域为远周边部。

为了便于临床记录,以黄斑部中心小凹为中心,以睫状神经和睫状动脉按子午线方向将眼底分为 4 个象限即颞上、颞下、鼻上、鼻下象限。以睫状后长神经、睫状后长动脉为水平分界线。眼底的解剖学的垂直子午线的上端偏向颞侧,下端偏向鼻侧,即右眼 11:00 至 5:00 方位,左眼为 1:00 至 7:00 方位。睫状后短神经及睫状后短动脉在垂直子午线附近最多见。

二、眼底病变的测量与定位

在眼底检查中,为了准确地描述和记录眼底的正常结构或病变,如视盘凹陷、视盘水肿、视网膜脱离、视网膜裂孔、眼底肿瘤等,必须采取统一的测量标准。一般以视盘直径或视盘面上大血管径作为简易的自身对比标准。视盘直径(disc diameter,DD)平均约为 1.5mm,一般以其横径作为粗略的测距标准，如某一病灶位于视盘颞上约2DD 远，大小约为 1DD，即位于视盘颞上约 3mm，大小约1.5mm。对于眼底较小的病灶，可用视盘面较大的血管直径作为测距标准。对于病变的隆起度或凹陷度的测量，直接检眼镜以看清隆起的顶点或凹下低谷处检眼镜转盘上屈光调节镜片的度数之差来估计，3D(屈光度)约等于 1mm。双目间接检眼镜立体感强，容易明辨眼底的轻度隆起或凹陷的病变，如用双目间接眼底裂隙灯显微镜检查法，配合测微尺，就可以对眼底病变进行准确测量。

第三节 视 盘

视乳头(optic papilla)，亦称视盘(optic disc)。是视神经在筛板以前的部分，也是视神经唯一能被检眼镜查见的部分。由无髓神经纤维构成，无色素层，不吸收光线，投入视盘表面的光线完全或大部分被反射出来，因此视盘是正常眼底中最明亮和色泽最淡处，是观察眼底最明显的标志。

一、视盘大小与形状

正常视盘直径(disc diameter，DD)平均 1.5mm。视盘大小取决于视神经巩膜管大小，也受视神经入眼球的角度和眼球屈光状态的影响。近视眼的视盘显大，远视眼则显小。视盘多呈椭圆形，垂直径稍长，因视神经入眼球的角度不同，亦有呈横位或斜位或钝三角形、肾形者。正常时双眼视盘大小、形态对称。

二、视盘的颜色

视盘的颜色来自其深层及浅层血管网，视盘表面的视神经纤维则是透明的。视盘一般呈橘红色。因视神经纤维在视盘上分布的不同，鼻侧的视神经纤维及毛细血管较颞侧为多，所以视盘的颜色并不均匀，鼻侧颜色较红，颞侧较淡。视盘的颜色与年龄亦有关系，青年人呈淡鲜红色，老年人呈微黄红色。屈光间质不够清晰时,如晶状体核硬化时,视盘颜色稍红。视盘表面有残留的有髓视神经纤维,则颜色显淡,强光检查时颜色显淡。无红光检查时,颜色黯淡。

三、视盘生理凹陷

正常的视盘表面与视网膜在同一平面,无明显隆起,中央部凹陷称为生理凹陷。凹陷的形态、大小、深浅受视神经巩膜管管径的大小、视神经纤维的走行、排列的疏密及胶质组织的多少的影响。一般凹陷位于视盘中心或近中心,鼻侧缘明显。近视眼的生理凹陷显大,远视眼显小。正常视盘的生理凹陷可以较大,但绝不到视盘的边缘,颞侧盘沿壁不陡峭,视网膜中央血管自凹陷内经过边缘不呈屈膝状。临床上多以视盘直径与凹陷直径的比值记录凹陷大小,即杯(生理凹陷)/盘(视盘)。正常人眼约为0.3,不超过0.5。如果杯盘比大于0.6,凹陷深,则应警惕病理性凹陷。生理状态下,双眼凹陷等大等深,因此眼底检查时应双侧对比观察。双目间接检眼镜因有较强的立体感,对观察凹陷的深浅有独特的优势。

四、视盘的边缘

正常视盘的边缘境界较清晰,但其上下缘视网膜中央血管进出处则较模糊。高度近视眼的鼻侧缘较模糊,高度远视眼颞侧也显模糊。视盘边缘或近边缘处可有色素沉着,如视网膜色素上皮正常前伸,且有色素增生,而脉络膜止于视盘缘外不到达视盘边缘,则形成棕黑色色素弧,反之脉络膜正常到位,视网膜色素上皮不能到达视盘边缘者为脉络膜弧,脉络膜弧处可透见脉络膜血管。脉络膜和视网膜色素上皮均未能到达视盘边缘,视盘周围透过神经上皮层暴露出巩膜及结缔组织者称为巩膜弧。上述各种弧形斑多位于视盘颞侧缘,亦可位于鼻侧或上、下侧,或者为完整的环。正常眼底视盘边缘的弧形斑较窄,近视性屈光不正者较宽,老年人亦可有脉络膜弧或巩膜弧。

第四节　黄　斑

黄斑(macular)位于眼底后极部中央,距视盘颞侧1.5~2DD,略低于水平线,呈横椭圆形或近圆形,中央微凹,大小相当于1DD或稍大,是视觉最敏锐的部位。因在离体眼球或死后新鲜标本上为淡黄色,黄斑由此得名。

黄斑区色素上皮细胞较长而密集,含有丰富的黑色素和脂褐质,相应部分的脉络膜毛细血管层厚而丰富,外丛状层的视网膜组织内含有视黄素,而该区视网膜内层最薄,因此黄斑是后极部色调最暗的区域,呈暗红或红褐色,是眼底检查的重要标志之一。

黄斑的中心为中心小凹(foveola),为视轴线的终端。眼底检查时的光线由内界膜反射于视网膜前的玻璃体内形成一针尖样大小的光亮点,称中心反射(central reflex)。青年人和眼底色泽较深者中心反射较强,婴儿出生4个月后开始出现,40岁以后逐渐减弱或消失。

以中心小凹为中心约1/3DD直径的类圆形区域为中央窝(fovea),为视网膜无毛细血管区(capillary free area),荧光素眼底血管造影下可清晰显示。中央窝视网膜菲薄,仅有视锥细胞(cone)而无视杆细胞(rod)。中心小凹处视网膜最薄,逐渐向四周增厚,使内壁成为斜坡,检眼镜下可有白色椭圆形轮状反射,40岁以后逐渐消失。这种轮状反射应与中心性浆液性脉络膜视网膜病变、黄斑部视网膜浅脱离的光晕相鉴别,应用双目间接眼底裂隙灯检查或三面镜检查及相干光断层成像(OCT)较易鉴别。

第五节　视网膜中央血管系统

视网膜中央动脉来自眼动脉,在眼球后7~14mm处穿入视神经,再从视盘穿出。视网膜中央动脉是人体唯一能被直接观察到的小动脉,在一定程度上反映全身小动脉状况,因此通过视网膜中央血管系统的观察有助于了解心、脑、肾血管的状况。

一、视网膜中央血管的分支与走行

视网膜中央动脉一般自视盘中心或稍偏鼻侧进入眼内，分支的类型有 5 种：1 型为主干进入视盘后，可见一小段，然后才分 2 支。2 型为主干在视盘上分上、下 2 支。3 型为主干进入视盘前已分为 2 支。4 型为主干未进入视盘已分过 2 次，在视盘上可见 4 小分支。5 型是主干未进视盘已分过 3 次，在视盘上可见 8 小分支。

视网膜中央动脉在视盘上出现后，朝向所供应的视网膜方向走行，并沿途分支。颞侧上支和下支视网膜动脉向颞上和颞下象限分布，在黄斑的上、下方呈对称的弧形走行，并分出黄斑小分支，上下血管弓之间似有一水平流域界限。供应黄斑的小动脉愈分愈细，在中央窝外围形成毛细血管网，最近中央窝的毛细血管连接成环称拱环，环内为无毛细血管区。

视网膜中央动脉为终末动脉，分支之间不相吻合，其管径在视盘面最粗，至周边逐渐变细，后极部的分支与主干成钝角，有时几乎成直角，至周边多呈 Y 字形分支。视网膜中央血管的主干至毛细血管前支均位于视神经纤维层的浅层，紧邻内界膜，向周边走行时，发出小分支与相应小静脉交叉，在锯齿缘部动脉先于静脉消失。

视网膜中央静脉大多与同名动脉相并行，动脉和静脉的管径常保持着 2∶3 之比。观察动静脉管径比值时，应选择同级的血管或相近的动脉和静脉，如两者比值不正常时，应区分动脉抑或是静脉的病变。正常视网膜血管的管壁是透明的，检查时只能看到血管内血柱，可以代表血管的管径。动脉血柱呈鲜红色，静脉为暗红色，动静脉血管中线有反光带，动脉反光带较宽，占管径的 1/4~1/3，静脉反光带很窄。

二、视网膜血管交叉与搏动

视网膜中央血管有大量分支，动静脉分支间彼此交叉，可为锐角或垂直交叉，交叉处动脉大多位于静脉之前，少数交叉处的静脉位于动脉前。由于管壁透明，通过动脉血柱可见到其下的静脉血柱。老年人因管壁透明度减低，不能透见静脉血柱，但交叉两侧静脉管径不变，行径亦无异常，称为单纯隐匿，与病理性 Salus 征及 Gunn 现象不同。观察是否有动脉硬化所致的动静脉交叉征，一般选择距视盘 1DD 以外的视网膜动静脉交叉处。

正常情况下，一般看不到视网膜动脉的搏动，视网膜静脉搏动较常见，多出现在动脉舒张期。眼压升高或眼动脉压降低时，可出现视网膜动脉搏动。

第六节　脉　络　膜

直接检眼镜不易看到脉络膜结构的全貌及周边眼底，双目间接检眼镜结合巩膜压迫法可见到脉络膜的全貌及眼底远周边部。因此，对脉络膜及周边眼底的结构、生理性变异及病理改变才有了更进一步的认识。

一、脉络膜的纹理

透过透明的视网膜可以看到脉络膜血管形态。由于后极部视网膜色素上皮细胞细长，排列紧密，细胞内含有较多的色素，脉络膜毛细血管丰富，不易看清脉络膜的纹理。眼底周边部视网膜色素上皮细胞内色素较少，脉络膜血管间隙较宽，可较清晰地看到脉络膜结构。赤道部及沿垂直子午线区域的脉络膜血管间隙宽，色素少，脉络膜结构较清晰，可看到脉络膜的大血管、涡静脉和睫状神经，而水平子午线方向，脉络膜结构不甚清晰。在老年人或豹纹状眼底者其视盘和黄斑部周围的脉络膜血管亦能看清。

二、脉络膜的各种标志

临床上常根据双目间接检眼镜下的脉络膜的重要标志将眼底划分为后部眼底及周边眼底，以及颞上、颞下、鼻上、鼻下 4 个象限。

以涡静脉巩膜管内口后缘连线，相当于壶腹后缘的环形连线将眼底分为周边眼底和后部眼底。以睫状神经与血管的走行将眼底划分为 4 个象限,睫状后长神经和动脉作为水平分界线,上、下方向走行的睫状后短神经和动脉作为垂直分界线,但并不真正垂直。

(一)睫状神经和动脉

1. 睫状后长神经 眼底所见的睫状后长神经形如平直的面条状,呈黄白色或杏黄色,位于鼻侧和颞侧眼底水平子午线附近,大多数在赤道稍后即可分辨,行径平直,前至锯齿缘,直达睫状体平坦部。多数眼于鼻侧和颞侧各见一条,有的只见鼻侧一条,少数只见颞侧一条,个别于鼻侧见两条。北京同仁医院曾检查 102 只正常男性青年的眼底,35.5% 一侧可见睫状后长神经和动脉,另一侧可见睫状后长神经,26% 两侧均可见睫状后长神经。

2. 睫状后长动脉 睫状后长动脉与睫状后长神经行径相同,动脉色较红,在锯齿缘附近有交叉,两者有时难以区分,两者间可有间隔,有时亦仅见孤立的单条睫状后长动脉。

3. 睫状后短神经 睫状后短神经与动脉不相伴行,除水平子午线外,任何子午线均可见,以垂直子午线附近最多见。大多数于后极部眼底即可分辨,平直向前,至赤道部常行于涡静脉主干间,似其间的分界线,再往前至锯齿缘,直达睫状体平坦部。睫状后短神经粗细不一,通常下方较粗,直径可达 1/4DD,色暗黄。北京同仁医院曾检查 102 只眼,73.5% 可见睫状后短神经,其数量为 1~5 条,26.5% 未查见睫状后短神经,眼底下半可见数为上半的 3.1 倍,垂直子午线的可见数占整个眼底的 61.1%。

4. 睫状后短动脉 其行径与睫状后短神经相似,但不与其伴行,形态和颜色与睫状后长动脉相同。睫状后短动脉血柱均匀,色调鲜明,管径较细,走行平直,少有分支。佘斯纯等(1984 年)检查 51 人 69 只眼眼底共查见睫状后短动脉 110 条,38.2% 位于眼底水平子午线上方,61.8% 位于下方。

(二)涡静脉

涡静脉是脉络膜中最大的静脉,由许多呈旋涡状的静脉分支组成,经巩膜管穿出眼球,几乎接收全部葡萄膜的血液。一般为 5~8 条,分布在四个象限,而眼底所见不尽相同。静脉是脉络膜的主要纹理,后极部眼底脉络膜静脉细小,分布密度大,不易看清。赤道后静脉分支呈旋涡状汇入静脉主干,静脉主干血柱宽大,色暗红,间接检眼镜下较为清晰,根部多数朝向眼底中心部,少数朝向周边或其他方向。涡静脉常于赤道后 2DD 进入巩膜管,巩膜管内口的后缘为一黑色半月形的标记,比较容易辨认,其连线为后部眼底与周边眼底的分界线。

涡静脉的形态有多种,同一眼底可有几种形态出现,一般可分为 4 种类型:①无主干型,分支静脉不汇成主干,各自入同一巩膜管内;②主干壶腹型,分支静脉汇成主干,主干在穿出巩膜管入口点以前有一段管腔膨大,形如壶腹,壶腹大小形态也可有变异;③主干无壶腹型,分支静脉汇成主干,但无膨大的壶腹;④主干融合型,2 支以上的涡静脉主干汇合在一起。主干壶腹型、主干无壶腹型最多见,无主干型最少。

正常眼底的涡静脉数目按巩膜管入口计算。北京同仁医院根据 102 只正常眼底的形态观察,涡静脉为 3~8 条,以 4~7 条最为多见,占 95.1%。Rutnin(1967 年)报告为 4~15 条,以 8 条为多见。多分布在垂直子午线附近,以颞下象限为最多见。

第七节 周 边 眼 底

由于双目间接检眼镜结合巩膜压迫法的应用,才得以从活体上详细观察周边眼底的结构,对这一区域的正常及病变情况有了深入的了解。涡静脉巩膜管内口后缘连线,相当于赤道后 2DD 处作为周边眼底的后界,其前界为锯齿缘,这样一个宽约 6DD(9mm)的环形带状区域为周边眼底。赤道前后约 4DD 区域为中周部视网膜,赤道前 2DD 到锯齿缘宽约 2DD 的区域为远周边部视网膜。锯齿缘两侧约 3.5DD 宽的区域亦称锯齿缘区,系视网膜的前缘和玻璃体基底部的附着部。

一、周边部视网膜

周边部视网膜血管变细，从颜色和形态难以区分小动脉抑或小静脉，必须区分时只有沿其走行方向向后极部追踪检查。约在锯齿缘后 0.5DD 处，小动脉先消失，小静脉继续前行，接近于锯齿缘。此边缘部分的营养由脉络膜血管供给，由于远周边部视网膜血供较差，容易发生多种退行性或营养不良性变性。周边部视网膜色素上皮细胞粗短，数量少，比后部眼底更显出颗粒状外观。视网膜组织止于锯齿缘，形成单层细胞向前延伸覆盖于睫状体表面成为睫状体无色素上皮。

二、锯齿缘

锯齿缘是视网膜组织的前止端，距角膜缘平均为 8mm，鼻侧较颞侧稍近，远视眼较近视眼者为近。用直接检眼镜检查一般看不见锯齿缘，双目间接检眼镜结合巩膜压迫法应用于临床，锯齿缘及睫状体平坦部均可查见。锯齿缘后视网膜色浅呈灰色，睫状体平坦部颜色较深呈棕色，两者间有一境界分明的白色条带，后缘有一嵴样隆起。锯齿缘因类似锯齿而得名，齿突与缘凹的大小、形态、深度极不规则，变异很大。鼻侧锯齿缘呈明显锯齿状，有明显前伸的齿突与后凹的缘凹，一般齿突长 0.25~1DD，缘凹深约 0.25DD，不如齿突前伸明显。颞侧齿突呈波浪状，有时完全消失。齿突与缘凹在鼻上方最明显。婴儿时期锯齿缘距睫状突较近，以后鼻侧与颞侧发育不对称，颞侧锯齿缘距角膜缘稍远，齿突低平，呈轻度起伏波浪状，鼻侧呈扇贝状，7 岁以后发育为成人型锯齿缘，锯齿缘前镶有黑边，颞侧较清晰，与棕色睫状体平坦部接壤。

正常锯齿缘的形态变异很大，但双眼比较对称，主要表现在齿突与缘凹的变异及颗粒组织、子午线视网膜皱襞。

（一）齿突与缘凹的变异
齿突尖端指向睫状体，其间向后的弧形凹陷为缘凹。
1. 巨齿突 巨齿突长约为普通齿突的 2~3 倍，较宽，多位于鼻侧锯齿缘。

2. 深缘凹 与巨齿突相邻,凹深可为普通缘凹的2~3倍,凹边平滑。

3. 环形齿突 由2个相邻的较大齿突组成。

4. 叉形齿突 于鼻侧锯齿缘的较大齿突上,其尖部呈叉状。

亦有齿身细长的长齿突,或鼻侧短齿突与颞侧锯齿缘无明显差别,以及颞侧锯齿缘明显的齿突与鼻侧相似等多种变异存在。

(二) 颗粒组织

双目间接检眼镜下颗粒组织(granular tissue)为锯齿缘后面不透明的灰白色斑块状、球形、碎片状及漂浮物。有些颗粒组织脱落下来贴于视网膜表面或悬于玻璃体中。常常其一端附着于周边视网膜囊样变性区,另一端游离于玻璃体。直径1/10~1/5DD,位于齿突、缘凹、囊样变性区或血管旁。半数的球形颗粒组织分别伴有视网膜格子样变性、老年性视网膜劈裂和视网膜裂孔。北京同仁医院检查102只正常眼底,有20只眼可见颗粒组织,鼻侧多于颞侧,有3只眼出现于赤道后部,3只眼为玻璃体中漂浮样的颗粒组织。

(三) 子午线视网膜皱襞

子午线视网膜皱襞(meridional retinal fold)为灰白色半透明的实性条形隆起,表面光滑,长0.5~1.5DD,起自齿突或缘凹。表面及其周围视网膜可有囊样变性、老年性视网膜劈裂、脉络膜视网膜萎缩、视网膜格子样变性等。北京同仁医院检查102只眼发现14只眼有子午线视网膜皱襞,多数为1个,鼻上方最多见(11/14)。Retnin的检查结果为每只眼可见1~10个,多数为1个,有时合并颗粒组织及视网膜裂孔,鼻侧多于颞侧,鼻上多于鼻下,常见于水平子午线的附近。

三、正常眼底周边变性

由于周边眼底血供差及营养不良,正常眼底周边部常有轻度变性或退行性变,因不直接影响视力,眼底检查不结合巩膜压迫亦难以发现。

在锯齿缘后视网膜呈境界清晰的圆形红色小点，不同年龄人群中均可见，40 岁以上较多见。根据形态和在锯齿缘后排列的位置分为边缘囊肿、大囊样间隙和小囊样间隙。边缘囊肿紧靠锯齿缘，囊腔是独立的，可密集成行，内壁粗糙，囊腔底部有红色脉络膜反光，呈蜂窝状。亦可分散排列，内壁光滑，底部为棕色。大囊样间隙位于边缘囊肿之后，范围占 1/2DD 左右。小囊样间隙一般排列在大囊样间隙之后。囊样变性一般颞侧多于鼻侧，双眼发生且程度相近。

（二）睫状体平坦部囊肿

只有双目间接检眼镜结合巩膜压迫法才能发现，多为卵圆形水泡状隆起，囊壁透明，腔内液体清亮，轮廓分明，移动压迫器，其大小形状不变。发生原因不明。

（三）加压与不加压变白

正常周边眼底，在双目间接检眼镜下压迫巩膜时，压陷处视网膜的透明度没有变化，有时表面为半透明或灰白混浊，称为加压变白。亦有不压迫时，周边视网膜为灰白色混浊，称为不加压变白。病变处脉络膜背景不易看到，常位于锯齿缘与赤道之间，形状不一，有时边界不清，通常后界较清晰。病因不详。多见于近视眼，与年龄亦可能有关。

（四）获得性视网膜劈裂

是小囊样间隙内小柱萎缩的结果，视网膜扁平分离，大部分在颞侧或下方，双眼对称，只发生于中年及老年人，病因不明。

正常眼底的周边变性还包括视网膜格子样变性等，视网膜裂孔亦可见于正常眼。北京同仁医院在 102 只正常眼底的检查中，有 5 只眼存在无症状的视网膜裂孔，占 4.9%，有 6 只眼可见视网膜格子样变性，占 5.9%，多位于颞侧，并有两处格子样变性与玻璃体粘连，1 只眼周边视网膜血管有白鞘。

第八节 玻 璃 体

玻璃体是填充于玻璃体腔的透明凝胶体,约占眼球内容的4/5。紧贴、支撑视网膜,近视网膜的区域称皮质玻璃体,中央为髓质玻璃体。玻璃体皮质的体积仅占全部玻璃体的2%,但由于内含玻璃体细胞,是玻璃体的代谢中心,亦存在纤维细胞,很多玻璃体视网膜疾病如视网膜裂孔、增殖性玻璃体视网膜病变等与玻璃体皮质有关。玻璃体不存在由上皮或纤维组织所形成的真正界膜,玻璃体的临界面为玻璃体浓缩形成的界膜。

锯齿缘前、后2mm的宽约4mm的环带状区域为玻璃体基底部,此区域玻璃体与视网膜睫状上皮的粘连最紧密,是视网膜裂孔的好发部位。该区域胶原纤维较多,细胞成分多,与前部增殖性玻璃体视网膜病变的形成有关。

正常玻璃体并不同于正常房水完全清澈透明,有密度不一致的网状胶原结构,为极稀疏浅灰色丝样,不影响光线通过,被检查者眼球转动时,此种丝样条纹可以小幅度飘动。

随年龄的增长,玻璃体发生变性液化,基底部以后的玻璃体与视网膜相互分离形成玻璃体后脱离。间接检眼镜下可见视盘前方的环行混浊物(Weiss环),即从视盘撕下但仍附着在后玻璃体皮质上的视盘周围胶质组织。Weiss环开始为环状,以后可变成椭圆形,或者中央靠拢而成"∞"字形。被检查者眼球运动时,可看到随之运动的后玻璃体皮质。

玻璃体无血管和组织细胞,玻璃体的变性及邻近组织的病变可致玻璃体混浊、液化浓缩等病理改变,亦可有增殖性改变,发生增殖性玻璃体视网膜病变。对了解玻璃体内有无增殖条索,条索的粗细、走向,是否含有血管以及视网膜的相互关系,双目间接检眼镜检查比直接检眼镜有独特的优点。双目间接检眼镜可见范围大,又具有良好的立体感,很容易了解玻璃体的条索的走向及有无血管,更能分辨其与视网膜有无粘连,以及粘连的部位和范围,有无视网膜的裂孔及脱离等。双目间接检眼镜结合巩膜压迫法可很满意地检查玻璃体基底部,以便了解基底部有无增殖性病变及视网膜裂孔形成等。双目间接眼底裂隙灯显微镜检查法亦是后部玻璃体检查、动态研究的方法之一。

(魏文斌)

参 考 文 献

1. 黄叔仁.临床眼底病学.合肥:安徽科学技术出版社,1994:1-10

2. 张承芬.眼底病学.北京:人民卫生出版社,1998:121-140

3. 北京工农兵医院眼科,中国医学科学院首都医院眼科.眼底病.北京:人民卫生出版社,1978:1-20

4. 于路珍.眼底病.济南:山东科学技术出版社,1995:51-63

5. 傅守静,陈惠茹.男性青年的正常眼底所见.中华眼科杂志,1984,20(1):45

6. Rutnin U,Schepens CL. Fundus appearance in normal eyes:Ⅱ. The standard peripheral fundus and developmental variations. Am J Ophthalmol,1967,64:840

7. 魏冰清.正常眼底周边部的变异——202只眼裂隙灯显微镜压陷检查所见.中华眼科杂志,1984,20(1):41

8. 佘斯纯,张承芬.80人160只正常眼周边眼底的形态观察.中华医学杂志,1984,64:428

9. 王雨生,惠延年.关于眼底临床分区标准化的建议.中华眼底病杂志,1997,13(3):186

10. 李凤鸣.眼科全书.第7卷.北京:人民卫生出版社,1996:2205-2211

11. 黄叔仁,张晓峰.眼底病诊断与治疗.第2版.北京:人民卫生出版社,2009

12. 魏文斌,陈积中.眼底病鉴别诊断学.北京:人民卫生出版社,2012

常见眼底病变的识别

第一节　视网膜出血

视网膜出血多来自毛细血管或小静脉,依出血斑在视网膜位置的深浅和厚薄不同,临床表现各异。

一、浅层火焰状出血

是神经纤维层的毛细血管网出血,多位于视盘附近沿神经纤维行径分布,呈放射状,为火焰状或条状的鲜红出血,较薄。出血吸收时,由鲜红色变为暗红色,吸收较快,一般不留痕迹。

二、视网膜深层出血

呈点状或圆形,深红色,位于视网膜外丛状层、内核层和内丛状层,可发生在视网膜任何部位,吸收较慢。小点状出血应与微血管瘤相鉴别,出血点边界欠整齐,微血管瘤边界清楚,表面光滑,可单独或成串。

三、视网膜前出血及内界膜下出血

多发生于后极部,出血多来自浅层毛细血管或视盘周围毛细血管网,双目间接检眼镜下可见出血聚积于神经纤维层与内界膜或内界膜与玻璃体后界膜之间,突出于视网膜表面,因液体的流动性及重力关系,出血呈舟状,下方出血厚,呈暗红色,上方出血薄,最上方呈黄色,有一整齐的水平面。血液吸收由上面开始,完全吸收可不留痕迹,亦可在下方边缘处留有白色线条。

内界膜下出血是指出血积聚在内界膜和神经纤维层

之间,眼底表现为边界清晰的片状出血。出血量较大且位于黄斑区时,可形成圆形隆起的鲜红色内界膜下血肿,表面光滑,常可见内界膜反光,出血区多不超过血管弓。积血由于重力作用也可形成血细胞和血浆分离的液平面,如视网膜前出血所见。病程后期出血部分吸收,内界膜可出现皱褶,出血区由红色转为淡黄色。

四、视网膜下出血

视网膜下出血是指出血位于视网膜色素上皮与视细胞之间,多因视网膜或脉络膜的新生血管而致。视网膜下薄层出血常呈圆形、分叶形,深红色,多位于后极部,大量出血则呈暗紫色,并将视网膜内层隆起,致视网膜脱离,有时需与脉络膜黑色素瘤相鉴别。前者在双目间接检眼镜下不呈蘑菇状外观,表面光滑,久之,出血常与脂样渗出物、色素混在一起,呈现淡黄色,吸收缓慢,吸收后多遗留色素沉着。

五、视网膜色素上皮下出血

多由脉络膜毛细血管或新生血管破裂而致,出血通过已破裂的玻璃膜积聚于色素上皮下。多位于后极部,病因常为老年性黄斑变性、特发性息肉样脉络膜血管病变(PCV)、眼底血管样条纹等。色素上皮下的出血或血肿表面光滑,呈暗紫色,亦应与脉络膜黑色素瘤相鉴别,前者在双目间接检眼镜下无蘑菇样外观,基底宽,隆起度不很高。

六、玻璃体积血

多来自视网膜、脉络膜出血,其形态与玻璃体的状态,有无液化及其程度相关。少量、新鲜出血可呈条状或絮块状,双目间接检眼镜下有时甚至可见出血的来源,亦可见到出血在玻璃体腔内的流动,大量出血只见眼底红光反射,陈旧出血可因红细胞的分解吸收变成棕黄色混浊或灰白色混浊,早期随眼球运动而活动,晚期因纤维组织增生机化而僵硬,可致牵拉性视网膜脱离。

第二节　视网膜渗出

对视网膜渗出的性质、形态、分布的仔细观察有助于某些眼底病的诊断。

一、棉絮状斑

棉絮状斑（cotton-wool spot）是毛细血管前微动脉梗死及毛细血管床缺血而致视网膜神经纤维层缺血性坏死。常发生在后极部及视盘附近，呈松软的绒毛样外观，灰白色，境界不清，形态不规则，1/4~1/2PD 大小，可为单一或成簇存在，或相互融合。一般数周后可以消失，消退从边缘开始，先变为灰色，完全吸收后不留痕迹。

二、硬性渗出

硬性渗出（hard exudate）是边界清晰的圆形或不规则形的白色或黄白色蜡样斑点，可数个或成簇出现，亦可互相融合，位于视网膜深层，是内含脂质、透明蛋白、纤维素及脂性颗粒细胞的聚合沉着。常与视网膜深层出血、水肿同时存在。其分布形态有：①环行排列，视网膜大动脉瘤、Laber 粟粒状动脉瘤等周围常有环行排列的硬性渗出；②散布在视网膜深层，应与玻璃疣相鉴别，玻璃疣亦呈黄白色点状，但边界清楚，没有血管病变；③黄斑部星芒状分布，系硬性渗出沿黄斑部 Henle 纤维排列，以黄斑中心窝为中心呈放射状排列，亦可呈扇形排列。随着病变消退，硬性渗出可逐渐被吸收。

三、Roth 斑

Roth（1872 年）首先描述视网膜有白芯的出血斑，后称之为 Roth 斑。白芯一般不大，不超过 1/2PD，周围为视网膜浅层出血，大小不等，吸收后不留痕迹。Roth 斑临床上一般见于：①细菌性心内膜炎，白芯由白细胞组成；②系统性红斑狼疮等，白芯可能为棉絮状斑；③白血病，白芯由白细胞集聚而成；④再生障碍性贫血等，白芯由纤维组织形成。检眼镜下不能区别白芯的性质。

第三节　视网膜水肿

视网膜水肿包括由于动脉供血不足而致的细胞内水肿即浊肿和由浅层毛细血管网引起的视网膜浅层水肿,以及深层毛细血管网所致的视网膜深层水肿。视网膜动脉阻塞或分支动脉阻塞会造成细胞死亡及不可逆性浊肿,细胞的分解使受累区域的视网膜吸水肿胀而变成乳白色的混浊,双目间接检眼镜下很易分辨视网膜混浊水肿区域与正常区域的界线,水肿范围一目了然。数周后,水肿由周边向后极部逐渐吸收,或分成不规则片状,最后消失。视网膜浅层水肿临床表现为视网膜弥漫性雾状混浊,正常视网膜反光减弱,视盘周围及后极部易见,视网膜周边部逐渐消退,常见于高血压性视网膜病变等,水肿消退后可遗留硬性渗出斑,黄斑区可遗留星芒状硬性渗出,亦可完全吸收不留痕迹。视网膜深层水肿主要由视网膜外丛状层毛细血管网产生,多见于后极部,亦可见于周边部,水肿混浊程度轻,无浅层水肿的雾状混浊,而是一种水波纹样反光,检眼镜移动,这种反光呈水波纹样移动。黄斑区视网膜水肿增厚,中心光反射消失,液体在外丛状层积聚,形成黄斑囊样水肿,呈蜂窝状或囊状样,囊肿破裂可形成黄斑裂孔,双目间接检眼镜下很易鉴别,如系裂孔,有一定的深度感,双目间接眼底显微镜检查法更易区别。深层视网膜水肿常见于视网膜静脉阻塞、葡萄膜炎、黄斑前膜等。

第四节　视网膜血管异常

一、视网膜动脉病变

正常血管壁是透明的,检眼镜所见到的是血柱的反射光。病变时,可以看见血管壁或血管中央反光带形态的改变,如血柱变细或粗细不均。

轻度动脉硬化表现为管壁反光增宽,管壁透明度降低,遮挡下面的静脉血柱。严重动脉硬化首先表现在较大动脉分叉处,如动脉反光增强、增宽,管壁肥厚变性,动脉管腔狭窄,但仍有血流,动脉呈黄色,似铜丝状外观。进一步发展,动脉管径细而行走僵直,管腔闭塞,呈带有光泽的银白色,称银丝样征。视网膜动脉血柱两侧各伴有一条白线,称平行白鞘,甚至血柱周围完全变成白色,称管状血管白鞘,可见于视网膜动脉炎、动脉周围炎。

二、视网膜静脉病变

各种原因所致的静脉回流障碍,均可致视网膜静脉过度充盈和行走迂曲、扩张,甚至呈腊肠状,动静脉交叉处的远端,静脉充盈扩张更明显。静脉炎症、回流障碍亦可使静脉壁增厚,透明度降低,血柱部分或全部被遮挡,形成静脉鞘。视网膜静脉旁不规则边界模糊的斑块状白色鞘是炎症性静脉鞘的特点。

三、视网膜动静脉交叉征、动静脉绞扼现象

视网膜动脉与静脉交叉处静脉隐匿,动脉两侧的静脉管径瘦削,静脉向视网膜深层移位或侧位偏斜等改变,称动静脉交叉征,亦称 Salus 征。

在视网膜动静脉交叉处,如静脉位于动脉之上,静脉在越过动脉时呈驼背样弯曲,称静脉驼背。静脉在交叉处动脉之下管径变窄,靠近交叉处的静脉末梢端呈壶腹状扩张,有明显的血液回流障碍,靠近视盘的中枢端接近原有管径或变得细窄,此种现象称动静脉绞扼现象,亦称 Gunn现象。这些动静脉交叉处的病变系动脉硬化所致。

四、视网膜微血管瘤、侧支循环和新生血管

在视网膜毛细血管闭锁区周围,毛细血管壁的囊样膨出和(或)毛细血管内皮增殖而形成微血管瘤,常见于糖尿病视网膜病变、视网膜静脉阻塞、高血压、放射性视网膜病变、低灌注性视网膜病变等。表现为边界清楚的红色或暗红色斑点。在血管阻塞区附近的循环末梢单位呈代偿性扩张,以恢复血液循环,可有动脉到动脉的侧支,静脉连于

静脉的侧支或动脉和静脉连接的侧支。在毛细血管无灌注区的边沿，从毛细血管或直接从视网膜小静脉上萌芽，形成新生血管，可呈条状、带状或丝状，开始位于视网膜平面内，以后穿过内界膜，突入玻璃体腔，亦可在视盘表面形成，伴有纤维组织增生，可形成纤维血管膜。间接检眼镜下较易区分突入玻璃体腔的新生血管膜。

　　眼底的病变如出血、渗出、水肿、肿瘤、寄生虫等，除需观察其形态、分布、范围等之外，一定要区分病变的层次，是视网膜前、浅层视网膜、视网膜下抑或是脉络膜的病变，对疾病的诊断和鉴别诊断至关重要，双目间接检眼镜有良好的立体感，对分清辨别眼底病变的层次有极其重要的意义。

　　视网膜变性、裂孔、视网膜脱离、视网膜及脉络膜的肿瘤、玻璃体炎症、眼内猪囊尾蚴病等病变的间接检眼镜下特征将在有关章节论述。

（魏文斌）

参 考 文 献

1. 于路珍 . 眼底病 . 济南：山东科学技术出版社,1995:65-73

2. 李凤鸣 . 眼科全书（第 7 卷）. 北京：人民卫生出版社,1996:
   2211-2213

3. 魏文斌,陈积中 . 眼底病鉴别诊断学 . 北京：人民卫生出版社,
   2012

4. 黄叔仁,张晓峰 . 眼底病诊断与治疗 . 第 2 版 . 北京：人民卫生
   出版社,2009

5. 邹明,张军军 . 视网膜前出血和内界膜下出血 . 中华眼底病杂
   志,2012,28（1）:82-83

在视网膜脱离检查和治疗中的应用

第一节 视网膜脱离的检查

视网膜脱离是常见的致盲性眼底病。随着双目间接检眼镜的广泛应用,大大提高了视网膜脱离的诊断及治疗水平,双目间接检眼镜是视网膜脱离患者眼底检查及手术治疗不可缺少的工具,具有直接检眼镜无法相比的优越性。

一、双目间接检眼镜检查视网膜脱离的优越性

(一)屈光间质混浊病例的检查

直接检眼镜的光源在持柄内,由被检眼反射出来的光线部分被三棱镜折射所消耗,照明度差,在屈光间质混浊时,检查眼底困难,甚至根本看不清眼底,影响眼底病的诊断及治疗。而双目间接检眼镜采用外路照明,射入被检眼的光线全部反射出来,眼底成像清晰,屈光间质混浊时仍可满意地检查眼底。

角膜弥漫性云翳、斑翳、白斑或严重的角膜变性、营养不良、圆锥角膜等,因角膜混浊或严重散光,直接检眼镜很难看清眼底,而双目间接检眼镜仍可看清眼底结构。北京同仁医院曾遇到一例高度近视眼合并严重角膜结节样营养不良患者,一年前因右眼突然视力下降来门诊检查,当时用直接检眼镜看不清眼底,因而未能诊断及治疗,一年后,其左眼出现症状,又来门诊检查,用双目间接检眼镜检查发现右眼为陈旧性视网膜脱离,可见视网膜裂孔,左眼查见视网膜裂孔而无视网膜脱离,确诊后,双眼经手术而

治愈。

晶状体半脱位或晶状体部分混浊患者,用直接检眼镜及三面镜检查均无法看清眼底者,用双目间接检眼镜可以检查眼底,这些患者不必先行白内障或晶状体摘出术而能及时进行视网膜脱离手术。

视网膜脱离患者多数合并高度近视,因玻璃体变性甚至合并玻璃体积血而致不同程度的玻璃体混浊,严重的玻璃体混浊者,用直接检眼镜检查因看不清眼底,往往需要一段时间药物治疗以使玻璃体混浊被吸收,然而有视网膜脱离,虽经中西药物治疗,也难以达到满意效果,因此延误了手术时间,影响手术效果,因双目间接检眼镜的照明度强,能见度高,对此种病例可以及时进行检查及治疗,及时发现伴有玻璃体积血的视网膜裂孔和视网膜脱离。

(二) 视网膜裂孔的发现率提高

1. 容易发现远周边部视网膜裂孔 视网膜的周边部处于视网膜终末血管的末梢,锯齿缘部由脉络膜血管供给营养,血运较差。正常眼底的锯齿缘部视网膜有程度不等的囊样变性,往往在此基础上发生裂孔。用双目间接检眼镜结合巩膜压迫法能毫无遗漏地检查眼底远周边部,即使小范围的锯齿缘断离也不会漏诊。巩膜压迫法可以动态观察视网膜的活动,尤其在视网膜变性区或可疑裂孔区,随着巩膜压迫器的移动和顶压,如有视网膜裂孔,可以看到裂孔一开一合的形态变化,有助于诊断。1978 年以前,北京同仁医院使用直接检眼镜及三面镜检查眼底,视网膜裂孔发现率为 82.58%,1979 年以后,应用双目间接检眼镜检查眼底,视网膜裂孔发现率为 95.77%($P<0.01$)。锯齿缘断离占孔源性视网膜脱离的比例由 13.53% 提高到28.87%($P<0.01$)。孔源性视网膜脱离病例中,50.7% 存在2 个或 2 个以上裂孔。

2. 容易识别裂孔的类型及其与玻璃体的联系 双目间接检眼镜下很易区别视网膜裂孔的类型,便于了解裂孔与玻璃体的联系,对裂孔的寻找与处理有重要意义。

(1) 萎缩性裂孔:多系局部组织变性萎缩引起的无盖性裂孔。形态为圆形或椭圆形,裂孔边缘锐利,如同打眼机凿孔一样。通过裂孔可见到色素上皮及脉络膜的红色背景。好发于周边部视网膜和黄斑部,裂孔小,很少超过1DD,一般为1/4DD大小,单一或多发,可呈簇状出现。是视网膜裂孔中最见的一种,占46.5%~58.4%。双目间接检眼镜可视范围大,不易遗漏此类裂孔。

(2) 牵引性裂孔:系视网膜与玻璃体粘连牵引所致的视网膜撕裂。形态为马蹄形,新月形,丁字形,张口形等。其形态与粘连牵引力的方向和强度有关,由于玻璃体牵引力点在周边部,因此马蹄形裂孔的基底总是朝向视网膜的周边方向,其尖端指向黄斑。裂孔大,常超过1DD,多位于赤道部或周边部视网膜,在病灶与健康视网膜的交界处,引起视网膜脱离的机会大,约占裂孔的1/3。双目间接检眼镜下很易分辨裂孔与玻璃体的联系,对裂孔的手术处理有重要的参考价值。

(3) 锯齿缘断离:是玻璃体基底部组织牵拉后移造成视网膜锯齿缘部的断裂,常与外伤及先天性发育异常有关。呈弧形,无前缘,后缘肥厚卷曲,多与玻璃体粘连,向中央牵拉。好发于颞下方,多双侧对称(35.7%)。多为1个象限以内的断离,亦可达180°甚至360°断离。三面镜及直接检眼镜检查很难发现锯齿缘断离,尤其是小的断离。

3. 容易识别视网膜变性区,提高裂孔发现率 与视网膜脱离关系最密切的是视网膜格子样变性(retinal lattice degeneration),其次是视网膜囊样变性及压迫、非压迫变白等。双目间接检眼镜立体感好,视野宽,很易识别视网膜变性区及与变性区有关的视网膜裂孔。

视网膜格子样变性是周边部视网膜与玻璃体的常见的退行性病变,它的发生和发展与视网膜脱离密切相关。−1.0D以上的近视眼中约有15%合并有视网膜格子样变性,近视度数越高其患病率也越高。患视网膜格子样变性者2/3以上都为近视眼,一半以上为高度近视。病变以颞侧视网膜受累最多,尤以颞下象限最为明显,其次是颞上、鼻下象限,鼻上象限最少见,根据子午线的研究发现好发部位倾向于11:00~1:00和5:00~7:00子午线间。多数长轴与锯齿缘平行,宽度约为1DD,呈圆形、椭圆形或条带状视网膜变薄区,边界清楚且稍有隆起,病变区表面粗糙。80%~92% 有色素变化,色素呈灰黑色,位于视网膜血管下。80% 病变中见有黄白色斑点。病变区可有白色线条(约 12%),白色线条为血管闭塞的表现,多在晚期出现,早期表现为血管缩窄。78.2% 合并玻璃体变性,包括玻璃体液化、浓缩、玻璃体劈裂与脱离及玻璃体视网膜的牵引。18.27%~29.2% 的变性区有萎缩性视网膜裂孔,1.5%~2.4% 有牵引性裂孔。郭希让(1990 年)曾对视网膜脱离合并格子样变性患者 109 例进行临床观察,发现视网膜格子样变性与所形成的视网膜裂孔有以下特征:病变区所形成的裂孔 43.3% 为萎缩性裂孔,24.6% 为牵引性裂孔,两者同时存在的占 8.6%,萎缩性裂孔与牵引性裂孔同时存在者发生视网膜脱离的机会最高(94.7%),其次是牵引性裂孔,萎缩性裂孔最少引起视网膜脱离。牵引性裂孔 84.7% 为单发性,而萎缩性裂孔近一半为多发孔,萎缩性裂孔多分布在病变区内而以两端最多,多分布在颞侧半视网膜及锯齿缘附近。牵引性裂孔 85% 分布在变性区后缘及两端外缘,以上半赤道部视网膜附近多见。

在检查视网膜脱离时,应注意观察视网膜变性区的形态,在变性区中寻找视网膜裂孔,以便找出所有的裂孔并封闭这些裂孔,视网膜才得以复位。

4. 容易了解视网膜脱离形态及其与裂孔的关系 双目间接检眼镜的视野宽广,立体感好,对视网膜脱离的范围及形态一目了然,而脱离的形态取决于裂孔的位置,因此依视网膜脱离的形态可推测裂孔的位置,便于裂孔的寻找与发现。如上方大的球形脱离,裂孔常位于球形脱离的最高处。全脱离或 2 个以上象限的上方脱离,裂孔主要分布在 11:00~1:00 之间,下方脱离时,裂孔通常在脱离区较高的一侧的 2~2.5 个钟点子午线之间,两侧脱离高度相同时,裂孔可能在下方 6:00 子午线上;颞侧或鼻侧半脱离,裂孔多半在脱离上缘起向下 30°~60° 范围子午线上;后极部或后极部下方脱离,裂孔多位于黄斑部。

(三)便于了解视网膜脱离全貌

直接检眼镜只能看到眼底 17° 范围,而双目间接检眼镜的可视范围为 37°,在同一视野内可同时看到视盘、黄斑部以及涡静脉,因此能较容易地观察眼底病变与上述解剖标志的关系,视网膜脱离的全貌一览无遗,可见视网膜大裂孔或变性区的全貌,尤其结合巩膜压迫法可以看到眼底锯齿缘部及睫状体平坦部。可以清楚地看到视网膜与玻璃体以及视网膜被牵引的全貌,从而根据病情正确地制订手术方案及估计手术的效果。

(四) 便于了解增殖性玻璃体视网膜病变的程度

双目间接检眼镜对玻璃体病变尤其是玻璃体视网膜的粘连、牵引、增殖程度很易分辨,很易发现玻璃体积血、浓缩、后脱离等,可以发现视网膜固定皱褶及其范围、位置,易于区别后部玻璃体视网膜增殖和前部增殖性病变的程度及形态,便于对增殖性玻璃体视网膜病变进行分级,是手术方式选择和预后估计的重要参考资料。详见有关章节。

(五) 视网膜囊肿发现率提高

陈旧性视网膜脱离的病例中,脱离的视网膜营养障碍,使视网膜外丛状层分离而成,以继发性为主,属于假性囊肿,并无上皮衬里,视网膜囊肿为圆形或卵圆形,1~8DD大小,一至数个,孤立存在,位于周边部,不波及锯齿缘,以颞下象限多见,囊肿无波动,不随体位变动,内壁薄而透明,囊肿本身无裂孔,多数发生在视网膜脱离病程较长的锯齿缘断离或裂孔的病例。以往用直接检眼镜将大的视网膜囊肿诊断为视网膜劈裂,而遗漏了小的视网膜囊肿。视网膜囊肿实为限局性继发劈裂,囊肿内多为浆液性透明液体,少数可为血性或浆液血性。

笔者曾报道 18 例 19 只眼视网膜脱离合并视网膜囊肿的病例。视网膜脱离的病程平均 27.7 个月,78% 病程在 3 个月以上,囊肿位于颞下象限 11 只眼,颞上象限 2 只眼,鼻下象限 5 只眼,鼻上象限 1 只眼,单个囊肿 17 只眼,最多的有 7 个囊肿,10 只眼在囊肿周围存在小的锯齿缘断离,7 只眼有小的裂孔,裂孔数目为 1~3 个,直径小于 1/4DD。视网膜均呈灰白色,合并有视网膜下线条,在脱离的边缘出现分界线。手术封闭裂孔,视网膜复位后囊肿可自行消失,预后良好。

（六）容易发现极浅的视网膜脱离

直接检眼镜用单眼观察,检查者的眼睛容易疲劳且无立体感,对于隆起度不高的眼底病变不易发现,同样对眼底轻度凹陷也不能确诊,不易区分视网膜浅脱离抑或为视网膜非压迫变白区。双目间接检眼镜双眼同时观察,有明确的立体感,即使是极浅的视网膜脱离也能看清与非脱离的视网膜有明显的分界,脱离区视网膜纹理及颗粒感消失,呈"毛玻璃样"外观,有时可见视网膜血管投影。

（七）无晶状体眼及人工晶状体眼视网膜脱离的检查

无晶状体眼或人工晶状体眼由于瞳孔粘连,后囊混浊及人工晶状体的反光,影响眼底的检查,且无晶状体眼视网膜裂孔多位于远周边部视网膜,裂孔小,多发,玻璃体混浊,增殖性病变发生率高。双目间接检眼镜广泛使用前,几乎 60% 的无晶状体眼视网膜脱离找不到裂孔。应用双目间接检眼镜结合巩膜压迫法,必要时使用 +28D 或 +30D 的透镜,可以提高无晶状体眼或人工晶状体眼视网膜脱离的裂孔发生率。据笔者的体会亦可达 90% 以上,大大提高了无晶状体眼、人工晶状体眼视网膜脱离的手术复位率。

（八）睫状体上皮裂孔及撕脱的发现

双目间接检眼镜结合巩膜压迫法可以满意地检查睫状体平坦部,也容易辨别睫状上皮裂离及睫状上皮撕裂,既往多有外伤尤其是钝挫伤,玻璃体有色素,常合并视网膜脱离。

（九）较易发现合并的睫状体或轻度的脉络膜脱离

部分视网膜脱离可以合并睫状体脱离或脉络膜脱离,散瞳不加压的情况下即可见锯齿缘或环形或球形脉络膜脱离,对视网膜脱离的鉴别有益。

（十）可以示教

双目间接检眼镜附有示教镜,除检查者外,同时可有两位医师通过示教镜观察眼底同一目标,这样除向初学者示教外,还可供医师间共同研讨病情,手术中两位助手亦可观察眼底治疗情况。如用带有摄像系统的双目间接检眼镜,可通过摄像机、显示屏,供更多的学员或医师观摩。

二、视网膜脱离的检查

(一) 眼部一般检查

眼部一般检查包括视功能、屈光状态、眼压和眼前段裂隙灯显微镜检查。对视网膜脱离的诊断、鉴别诊断及处理,可提供有价值的资料,因此眼前段的检查不可忽视。视功能包括裸眼及矫正视力、视野,视力低于 0.02 者则应检查光感及光定位。

视网膜脱离眼 60%~70% 眼压低于正常,视网膜脱离范围与低眼压程度有关,脱离范围越大眼压越低,合并睫状体或脉络膜脱离者,眼压极低,房水闪光强阳性。少数视网膜脱离患者眼压正常或表现为高眼压。低眼压的原因可能与房水生成减少,或引流为视网膜下液,经视网膜色素上皮被脉络膜过度吸收而致。

视网膜脱离患者常伴有前部葡萄膜反应,如棕色角膜后沉着物,房水闪光阳性,尤其是脉络膜脱离型视网膜脱离,房水闪光呈强阳性,虹膜晶状体隔后移,虹膜晶状体震颤,瞳孔粘连等。

注意晶状体的透明度,以及晶状体混浊的程度及部位、晶状体形状及位置有无异常,晶状体半脱位时应注意 Marfan 综合征、高胱氨酸尿症等。

注意房角镜的检查,了解房角状态,尤其是浅前房者,需要警惕散瞳而诱发急性闭角型青光眼发作的可能,必要时先行激光虹膜打孔。前房极浅者应避免选择环扎术,以减少术后继发青光眼的危险。注意有无房角后退及范围。

(二) 眼底检查

眼底检查是视网膜脱离检查的重点。必须注意玻璃体的透明度与活动度,有无玻璃体劈裂与后脱离,玻璃体后界膜及与视网膜的关系。视网膜脱离的形态与范围。视网膜下液的多少与分布。视网膜裂孔的大小与形态、分布等。视网膜变性区的形态、范围及部位。视网膜增殖、视网膜前增殖及视网膜下增殖、固定皱褶的范围、部位等。

必须充分散大瞳孔,结合巩膜压迫法,详细检查双眼眼底,并绘出眼底图。

正常的视网膜组织透明。脱离的视网膜的形态依脱离的范围、程度、部位、视网膜下液的量及脱离时间长短有不同表现。视网膜浅脱离且视网膜下液较清晰者,透过视网膜可看到橘红色或淡红色脉络膜的色调,但看不清脉络膜正常纹理,眼底失去正常的颗粒状态,有时可见与视网膜血管相一致的血管暗影。脱离早期的视网膜呈半透明灰白色或暗灰色,呈球形或波浪状隆起,随眼球转动而飘动,视网膜血管反光消失,暗红色的血柱迂曲起伏,爬行于脱离的视网膜。随着病程的延长,视网膜发生退行性改变及玻璃体视网膜的增殖病变,视网膜透明度降低,呈灰色皱褶样外观或呈叠峦状。

注意有无睫状体及脉络膜脱离,未压迫巩膜即看到锯齿缘,说明存在睫状体脱离,脉络膜脱离时,可透过脱离的视网膜见到球形或半球形有实性感、表面光滑的棕色隆起。

玻璃体与视网膜增殖改变临床表现极不一致,有的很轻微,甚至脱离数年,但增殖不严重,脱离的视网膜萎缩变菲薄,透明度也随之增强,但不可误认为是新鲜的视网膜脱离。严重增殖者玻璃体与视网膜牢固粘连,形成星芒状固定皱褶,玻璃体高度浓缩,与视网膜广泛粘连,视网膜僵硬,活动度极差甚至消失,最后脱离的视网膜形成以视盘为中心的漏斗状脱离。

有些进展缓慢的陈旧性视网膜脱离,在脱离区内可见到与脱离的进行缘平行的弧形黑色线条,称为分界线(demarcation line)或高水位线(high-water mark),一般视网膜脱离至少 3 个月后才出现。部分陈旧性视网膜脱离可见到 1 至数个 DD 大小的视网膜囊肿,一个或数个,位于周边部,囊肿附近多可见到小的锯齿缘断离或小的裂孔。

视网膜脱离对侧眼的检查亦很重要,有 15%~20% 的患者其对侧眼亦有视网膜裂孔或脱离。Freeman 曾报道一组非外伤性巨大裂孔性视网膜脱离的对侧眼视网膜裂孔发生率为 51%,其中 13% 为不伴有脱离的巨大视网膜裂孔,16% 因视网膜撕裂、裂孔或锯齿缘断离而致视网膜脱离。因此,视网膜脱离患者应常规双眼散瞳,详查眼底,并定期随访。

(三)如何寻找视网膜裂孔

理论上讲,孔源性视网膜脱离 100% 存在裂孔,寻找出全部裂孔是诊断和治疗的关键,由于双目间接检眼镜、三面镜及巩膜压迫法的应用,裂孔发现率已达 95%以上。

1. 从病史中寻找线索 视网膜裂孔常位于最早出现视野缺损或频繁出现闪光感的对侧视网膜上。最早出现中心暗点者,有黄斑裂孔存在的可能性。

2. 按视网膜裂孔分布规律寻找 绝大多数裂孔分布在周边部,位于锯齿缘、赤道或两者之间。以颞上象限最多,颞下象限次之,鼻下象限最少。2/3~3/4 的裂孔在颞侧,近视眼者裂孔多位于颞上方,非近视眼者颞下多见。马蹄形裂孔在上方尤其颞上方赤道部多见,锯齿缘断离多在下方尤其以颞下方最多,且不少双侧对称。牵引性裂孔主要在上方,萎缩性裂孔在颞侧多见。约半数病例为单个裂孔,3/4 的病例裂孔分布于一个象限范围内。

3. 按视网膜脱离形态与裂孔的关系推测 视网膜脱离形态取决于裂孔所在的位置。视网膜脱离通常从裂孔处开始,逐渐向锯齿缘扩展,因重力大小的关系向视盘方向扩展。脱离仅限于上方的一个象限时,裂孔可能在该象限内。上方两个象限脱离,裂孔多在 11:00~1:00 间的周边部。下方脱离,两侧脱离等高时,裂孔可能在 6:00 部位周边部,两侧不等高时,裂孔多在脱离区较高侧。下半脱离呈球形,其上方某个象限亦有扁平脱离,裂孔多在此象限内。鼻侧或颞侧半脱离,裂孔多在脱离上缘下 1~2 个钟点处。脱离的边缘出现分界线,裂孔可能在分界线范围内。后极部及下方脱离,裂孔可能在黄斑部。周边脱离区域有视网膜囊肿,其附近往往有小的锯齿缘断离或裂孔。

4. 寻找视网膜变性区,在变性区中寻找裂孔 视网膜格子样变性区的两端及后缘是裂孔高发区域。视网膜囊样变性好发于锯齿缘和黄斑部,它可以引起萎缩性裂孔。同时注意玻璃体与视网膜粘连部位,往往能看到被牵引的马蹄形裂孔的瓣,或玻璃体中见到圆形混浊片,多数是萎缩性裂孔的盖,裂孔多在其附近。

5. 应用巩膜压迫法仔细检查锯齿缘部 以寻找锯齿缘的裂孔或断离,以及睫状上皮的脱离及裂孔。

(四) 找不到裂孔的原因和处理方法

1. 屈光间质混浊是影响视网膜裂孔发现率的主要原因之一。视网膜裂孔和急性玻璃体后脱离是不明原因玻璃体积血的重要原因,应反复详查眼底,尤其是上方,玻璃体积血因重力作用下沉,上方积血多较轻,且玻璃体积血多因上方马蹄形裂孔引起,因此,双目间接检眼镜下注意上方眼底的检查可发现裂孔。脉络膜脱离型视网膜脱离常因严重的葡萄膜炎性反应、瞳孔粘连、玻璃体混浊而影响眼底检查,应用强力散瞳剂、皮质类固醇治疗后再详查眼底。对于严重屈光间质混浊双目间接检眼镜下也不能查清眼底者,应行超声波检查,尤其是标准化超声或三维超声对发现视网膜脱离及裂孔有价值。

2. 视网膜裂孔小不易发现或与小出血点无法区分,应用三面镜或间接眼底裂隙灯显微镜检查仔细鉴别,或手术中冷冻鉴别。

3. 视网膜脱离范围广,隆起度太高,裂孔可被掩盖或藏在视网膜皱褶内,可包扎双眼,安静卧床 2~3 天,待视网膜下液部分吸收可发现裂孔。

4. 先天性脉络膜缺损区裂孔或高度近视后巩膜葡萄肿范围内的后极部裂孔及黄斑裂孔,因脉络膜缺损或萎缩,裂孔背景为白色不易发现。裂隙灯显微镜或手术显微镜下可辨别此类裂孔。

5. 陈旧性锯齿缘断离可被玻璃体基底部或增殖膜遮挡不易发现。严重增殖性玻璃体视网膜病变者(PVR),裂孔可隐蔽在视网膜皱褶中。

6. 部分裂孔可被裂孔瓣遮盖,在巩膜压迫下动态观察裂孔的形态变化可以识别。睫状上皮及锯齿缘部裂孔,不用巩膜压迫法检查亦不能发现,尤其是小裂孔。如有睫状上皮脱离存在,应仔细压迫巩膜以检查睫状上皮裂孔的有无。

（五）其他检查

1. 超声波检查　对了解视网膜脱离的范围与高度，玻璃体视网膜的联系，玻璃体增殖情况，有无玻璃体后脱离等有重要价值。尤其是屈光间质混浊无法看清眼底时更是关键的检查手段，亦是视网膜脱离与眼底肿瘤、寄生虫、异物等鉴别诊断的重要检查方法。

2. 荧光素眼底血管造影　对于视网膜脱离的鉴别诊断及决定治疗方案有价值，尤其是各种渗出性视网膜脱离的诊断，以及视网膜血管性疾病继发的视网膜脱离的诊断及治疗。

3. OCT（相干光断层成像）检查　对于发现后极部浅的视网膜脱离，尤其是黄斑裂孔、玻璃体劈裂、黄斑前膜及玻璃体黄斑牵引极其有利。

4. 视觉电生理检查　包括视网膜电图（ERG）、眼电图（EOG）、视觉诱发电位（VEP）。可帮助了解视网膜脱离的严重程度及视功能损害情况，对手术预后及视功能恢复可作合适的估计。视网膜脱离典型的 ERG 改变是 a、b 波波幅降低，降低程度与脱离范围大小及脱离持续的时间有关。经研究发现手术成功的患眼 ERG a、b 波波幅较手术未成功的患眼为高，在某种意义上说明视网膜脱离手术成败可能与 ERG a、b 波波幅有关。手术后视网膜复位，ERG a、b 波波幅随时间延长逐渐回升。对玻璃体手术预后的评估亦有重要意义，术前 ERG、VEP 波幅正常，术后视功能恢复较好，术前 ERG 呈熄灭型，术后视力极差。

第二节　孔源性视网膜脱离的鉴别诊断

一、鉴别诊断

视网膜神经上皮与色素上皮的分离，临床上称为视网膜脱离。对于不合并其他眼部疾病或全身疾病，由于玻璃体视网膜变性，视网膜裂孔形成而致的视网膜脱离，封闭裂孔后，视网膜脱离可以治愈，这一类视网膜脱离称之为孔源性视网膜脱离或原发性视网膜脱离。孔源性视网膜脱离既要与易误诊为视网膜脱离的疾病如视网膜劈裂相鉴别，又要与不同病因引起的非孔源性视网膜脱离相鉴别，如渗出性、牵拉性视网膜脱离等。双目间接检眼镜已成为视网膜脱离鉴别诊断的基本工具，一位熟练掌握双目间接检眼镜的眼科医师仅凭这一工具，可对大多数病例做出正确诊断与鉴别诊断，部分病例结合超声波、荧光素眼底血管造影、OCT、MRI、CT 等检查手段亦可明确诊断。

（一）渗出性视网膜脱离

由于视网膜、脉络膜的炎症、肿瘤，全身血管性疾病、血液病等，导致视网膜毛细血管和色素上皮屏障功能破坏，血浆及脉络膜液体大量渗出，积聚在视网膜色素上皮与神经上皮之间而致。常见的病因有脉络膜、巩膜炎症、色素上皮病变、眼底肿瘤、高血压性视网膜病变、妊娠高血压综合征、血液病等。此类视网膜脱离形态随体位改变，由于液体的重力作用，视网膜下液总是流向眼底最低处，坐位时下方常呈球形脱离，中间可有窄而深的峡谷，脱离的视网膜甚至可达晶状体后。平卧时，视网膜下液积聚在后极部。脱离的视网膜表面光滑，无明显皱褶，无视网膜裂孔，双目间接检眼镜下较易识别。此外均有原发病变存在，原发病因消失后，视网膜可复位。

（二）牵拉性视网膜脱离

由于玻璃体视网膜的增殖或机化组织收缩牵拉而致的视网膜脱离。常见于眼外伤、增殖性糖尿病视网膜病变、视网膜血管炎、玻璃体积血、视网膜静脉阻塞、早产儿视网膜病变等。在双目间接检眼镜下此类视网膜脱离多表现为帐篷样隆起，顶端与玻璃体机化条索相连，侧面凹进。脱离的凹面不达锯齿缘，多数无裂孔。少数在机化条索与视网膜粘连附近可有牵拉性裂孔。双目间接检眼镜检查有利于了解玻璃体病变及玻璃体与视网膜的关系，亦有利于原发疾病的诊断。

(三)视网膜劈裂症

视网膜劈裂症是指视网膜神经上皮层内的层间分离,可分为先天性、获得性和继发性三类。

1. 先天性视网膜劈裂症(congenital retinoschisis) 亦称遗传性视网膜劈裂症、先天性玻璃体纱膜症、青年性视网膜劈裂症等。为性连锁隐性遗传病。多发生于婴幼儿及青少年,男性发病,多为双眼受累。劈裂发生于神经纤维层,隆起的前壁为内界膜及部分层次的神经纤维层。双目间接检眼镜下的特征:双眼呈对称性视网膜隆起,常发生于下方,尤其是颞下方,从赤道部到周边部的巨大囊样隆起。劈裂的边界清楚,与健康的视网膜间分界明确,前方边缘不达锯齿缘,后界为凸面。内层菲薄,呈半透明的纱膜,表面有血管伴行其上,血管行径较直,常合并血管白鞘、白线,内层常有多发、大圆形或椭圆形裂孔,有些类似锯齿缘断离,但仔细观察,劈裂不会达锯齿缘部。劈裂外层可见到色素改变,亦可见到视网膜血管投影,或外层裂孔,多为小裂孔,劈裂的层间亦可有增殖索条。黄斑部劈裂可表现为色素性斑纹,放射状囊样皱褶,逐渐融合成炸面圈(doughnuts)样改变。视网膜血管断裂可引起玻璃体积血,或劈裂腔内积血。劈裂内外层均出现裂孔时亦可发生视网膜脱离。

2. 获得性视网膜劈裂症(acquired retinoschisis) 亦称后天性视网膜劈裂,变性性视网膜劈裂,老年性视网膜劈裂等。多见于中年及老年人,约80%双眼发病。多见于正视眼、远视眼,很少见于近视眼。颞下象限最常见,其次为颞上象限,位于眼底周边部,呈半球状隆起,即为劈裂的内层,表面有浸水的丝绢样光泽,边界清楚,内层菲薄、透明。其部位与形态不随患者头位或眼球转动而改变。劈裂的前缘与锯齿缘连接,后缘边界明确陡峭。视网膜血管常附于劈裂的内层,在外层上可见其投影,常伴有血管白鞘及白线化改变。内层常有雪片样的白点,位于视网膜血管后,劈裂的内外层之间有时可见白色纤维条索,甚至悬浮于劈裂腔内,劈裂腔内亦可有出血,有时呈界限分明的视网膜内血平面。劈裂的外层较难分辨,呈朦胧感。劈裂的内外层均可出现裂孔,内层裂孔常位于劈裂隆起最高处,为多发小孔。外层裂孔为单个大孔,可有卷边,常位于劈裂的后缘。有外层孔无内层孔者,仅易发生限局性视网膜脱离,内外层均出现裂孔者,容易发展为广泛的视网膜脱离。

3. **继发性视网膜劈裂症**(secondary retinoschisis)　继发性视网膜劈裂症可发生于增殖性糖尿病视网膜病变、早产儿视网膜病变、视网膜血管性疾病、葡萄膜炎、外伤、肿瘤等。多由于玻璃体及玻璃体增殖膜对视网膜的牵引导致视网膜不同程度的劈裂。更常见于病理性近视眼底,由于不完全 PVD 及玻璃体视网膜牵引,常合并视网膜劈裂,OCT 可清晰显示。

(四) 大泡状视网膜脱离

即急性后极部多灶性色素上皮病。Gass 1973 年最先报道。1986 年北京同仁医院在国内首次报道以后陆续有报道。多发于中年男性,单眼或双眼患病,常有中心性浆液性脉络膜视网膜病变病史。不少长期或大量服用皮质类固醇以后发生本症。眼底特征性改变为水泡状视网膜脱离及后极部多发性色素上皮灰白色混浊病灶,病灶位于视网膜血管下方,大小不等,一至数个,双目间接检眼镜下较易辨认。视网膜无裂孔,脱离的视网膜光滑,无波状皱褶,视网膜下液清亮,液体随患者体位改变而移动,坐位时液体沉积于下方,后极部较平,卧位时后极部脱离高,晚期视网膜可有增殖性病变发生。荧光素眼底血管造影显示后极部病灶荧光素渗漏,潴留在视网膜下,与中心性浆液性脉络膜视网膜病变一致。激光光凝渗漏处,视网膜下液可吸收,脱离的视网膜复位。

(五) 葡萄膜渗漏综合征

多数患者为中年男性,常双眼发病,一眼先患病,另一眼在数月至一年内或更久远发病。初发病时,睫状体及周边脉络膜环形脱离,随后出现视网膜脱离。前葡萄膜反应很轻或缺如,眼压不低,玻璃体改变很轻。脱离的视网膜后常可见球形的脉络膜脱离,呈棕色,有时不用巩膜压迫亦可见锯齿缘。视网膜下液多且清亮,随体位改变而迅速移动。坐位时,眼底下方为双球形视网膜脱离。重症者可遮盖视盘,脱离的视网膜亦可达晶状体的后方。平卧时,后极部视网膜脱离高,头转向其他方向,视网膜下液迅速随之移动。偶有黄白色小点沉着在脱离的视网膜后面。视网膜脱离时间长者,由于视网膜色素上皮增殖,部分可见"豹点斑"(leopard spot)。晚期后极部视网膜下出现大块黄白色沉积物,部分患者可见视盘水肿。近年的研究证实,巩膜组织有大量氨基多糖沉着,巩膜纤维增粗,排列紊乱,巩膜黏多糖的沉积、巩膜增厚可能是本病发生的基本原因,眼静脉回流障碍而致脉络膜水肿、渗出、脱离,进一步导致视网膜脱离。部分巩膜切除后视网膜下液可吸收,视网膜复位。好发于真性小眼球者,亦可发生于正常眼球者,称为特发性葡萄膜渗漏综合征。

本病常与大泡状视网膜脱离、原田病、脉络膜脱离型视网膜脱离、脉络膜睫状体黑色素瘤、后巩膜炎等相混淆而漏诊、误诊。充分散瞳,应用双目间接检眼镜检查是发现远周边脉络膜及睫状体脱离必不可少的检查手段,可避免误诊或漏诊。

(六) 急性视网膜坏死

急性视网膜坏死(acute retinal necrosis, ARN),曾称桐泽型葡萄膜炎。单纯疱疹病毒、水痘带状疱疹病毒为主要病原。好发于健康成年人,男女比约 2 : 1,2/3 的病例为单眼发病。表现有急性发作的严重葡萄膜炎、玻璃体炎、闭塞性视网膜小动脉炎、多灶性周边部视网膜炎。玻璃体混浊明显,短期内混浊加重、机化条索形成。周边视网膜可见多发黄白色致密的病灶,界线模糊,位于视网膜深层,可累及整个周边视网膜,病变亦可向后极发展。视网膜小动脉可形成白鞘或白线化。可伴有视盘水肿、视网膜出血、黄斑水肿等。4~6 周活动性病变之后,病灶局部视网膜全层坏死,周边视网膜萎缩,极菲薄,出现多发、大小不等、形态不规则的视网膜裂孔,多位于邻近正常视网膜的坏死区边缘。病灶周围可有色素增殖,在健康与病变视网膜区有明显的划界。75% 发生视网膜脱离,可与玻璃体机化牵引、视网膜萎缩、裂孔有关。约有 1/3 的病例对侧眼常在 4~6

周内或以后发病。双目间接检眼镜检查可发现早期周边部的病变,屈光间质不清晰时可满意地检查眼底,是该病的诊断及鉴别诊断的最有价值的检查工具之一。

（七）家族性渗出性玻璃体视网膜病变

家族性渗出性玻璃体视网膜病变(familial exudative vitreoretinopathy,FEVR)是一种常染色体显性遗传眼病,为双侧缓慢进展的玻璃体视网膜病变,血管发育异常是本病主要病变发生的基础,类似早产儿视网膜病变。但没有早产、低体重和出生后短期内吸氧史。一般双眼患病,但病情轻重不等。眼底主要表现为全视网膜血管分支繁多,分布密集,周边血管似柳条状分布,上下血管弓间夹角变锐,颞侧赤道至锯齿缘可有新生血管膜形成,纤维血管膜牵拉致全视网膜血管向颞侧移位,黄斑偏位、视盘拖曳。多伴有周边视网膜变性,有时可见视网膜裂孔、视网膜劈裂、限局性视网膜混浊、视网膜及视网膜下渗出,最终可致牵拉性或孔源性视网膜脱离、视网膜新生血管、玻璃体积血等而丧失视力。不同时期可采取不同的治疗措施,早期病变可行激光光凝或冷冻治疗,已发展为增殖性病变者可行玻璃体视网膜联合手术。强调定期随访并适时对病变进行激光光凝治疗可有效地避免部分并发症的发生,可能减慢其自然发展病程。双目间接检眼镜检查及荧光素眼底血管造影检查是本病诊断的重要检查手段,同时也是病情随访观察的方法。

孔源性视网膜脱离的鉴别诊断还包括眼底肿瘤、Coats 病、眼部寄生虫病等,已在有关章节论述。

二、孔源性视网膜脱离误漏诊原因分析

随着人们对视网膜脱离的认识不断深入,双目间接检眼镜、三面镜、超声波等检查手段的普及,大大提高了视网膜脱离的诊断及治疗水平,但误漏诊病例仍时有所见,文献中时有因误漏诊而贻误治疗,甚至错摘眼球的报道。笔者曾总结分析一段时期内在外院被误诊或漏诊的病例 32 例,误漏诊时间最短 7 天,最长 3 年半。将孔源性视网膜脱离误诊为其他眼病的 28 例,其中误诊为玻璃体积血 7

例、葡萄膜炎 6 例、玻璃体混浊 3 例、中心性浆液性脉络膜视网膜病变 3 例、继发性视网膜脱离 2 例、黄斑变性 2 例、黄斑裂孔 1 例、中心性渗出性视网膜病变 1 例、外伤性低眼压综合征 2 例、视网膜分支动脉阻塞 1 例。非孔源性视网膜脱离误诊为孔源性视网膜脱离 4 例,其中球内异物合并视网膜脱离 2 例、葡萄膜渗漏综合征 1 例、弥散性脉络膜血管瘤继发视网膜脱离 1 例。误漏诊的主要原因有:

（一）认识不全面

孔源性视网膜脱离合并玻璃体积血并非少见,造成视网膜脱离漏诊的主要原因是医师只考虑到玻璃体积血,未详查眼底而贻误诊断。对自发性玻璃体积血,尤其是中老年患者或中高度近视,应警惕是否有视网膜裂孔和脱离,即使眼内出血较多,也应重点查上方眼底,由于血液下沉,双目间接检眼镜下在上方常可查到视网膜裂孔及脱离,多次、反复充分散瞳查眼底有助于早期诊断,对于严重玻璃体积血者可结合眼压、超声波等检查以明确诊断。视网膜脱离常伴有轻度葡萄膜反应,尤其是脉络膜脱离型视网膜脱离常伴有严重葡萄膜反应,可因睫状充血、房水闪光强阳性、虹膜粘连等而误诊为葡萄膜炎。是误漏诊的第二位原因。脉络膜脱离型视网膜脱离虽然有严重葡萄膜反应,但多先有视网膜脱离症状如闪光、眼前黑影等,没有灰白KP,眼压极低,眼底检查可发现视网膜脱离和睫状体脉络膜脱离等。只要认识到这些,两者是不难鉴别的。

（二）检查不系统

多由于医师满足于发现部分所见,轻易下诊断,而未系统全面地检查。有将视网膜脱离误诊为中心性浆液性脉络膜视网膜病变。后极部视网膜浅脱离与中心性浆液性脉络膜视网膜病变有相似的主诉,多由于上方及颞侧周边视网膜脱离,因脱离浅,范围不大,又位于周边部而无自觉视野缺损,视网膜下液因重力作用而下沉波及后极部视网膜,使黄斑部浅脱离,后极部视网膜发灰,无中心光反射,也看不见视网膜后沉着物,小瞳下常被误诊。黄斑部视网膜较薄,视网膜脱离时,中心窝处显得发红,小瞳下可被误诊为黄斑变性及黄斑裂孔。笔者曾遇到 2 例有钝挫伤史,眼压低、后极部视网膜发灰而在外院被诊断为外伤性低眼压综合征使孔源性视网膜脱离漏诊。1 例颞上方视网膜发灰而诊断为视网膜分支动脉阻塞。这些病例只要充分散瞳,详查眼底周边部多可以明确诊断。

(三) 病史询问不全面

视网膜脱离患者常合并玻璃体混浊,而被误诊为玻璃体混浊,尤其是高度近视眼。虽然高度近视常伴有玻璃体混浊,但玻璃体混浊短期内变化不大,而视网膜脱离引起的玻璃体混浊多于短期内出现或加剧,详细追问病史,详查眼底就不至于漏诊。曾遇有 2 例视网膜脱离合并球内异物,而被诊断为孔源性视网膜脱离,有过外伤史,但致伤物不清楚,未仔细追问,亦未做 X 线检查而误诊。

为了减少漏误诊,除了掌握丰富的眼底病知识,全面系统地检查每一个患者之外,我们强调:①眼底疾病必须充分散瞳,尤其首诊时,应详查眼底,了解眼底全貌。②黄斑部病变要用三面镜或 90D、78D 非球面镜裂隙灯检查,因双目间接检眼镜放大倍数小,一些细微病变不易看清,而三面镜或 90D、78D 非球面镜裂隙灯检查,黄斑部变性、裂孔、出血及脱离均可明确诊断。尤其是 OCT 检查是黄斑病变鉴别诊断的基本工具,可以快速准确直观地做出判断。③大力推广双目间接检眼镜在眼底病诊断中的应用,尤其是在视网膜脱离的诊断和手术中应用。因其照明度强,对部分屈光间质混浊,直接检眼镜下不能看清眼底的病例,用双目间接检眼镜可进行较满意的检查;北京同仁医院报道曾在外院被误诊为玻璃体混浊、玻璃体积血和葡萄膜炎的 16 例中,仅 1 例靠超声波确诊,其余均用双目间接检眼镜检查而确诊;另外其可见范围大,较易观察到病变全貌及与附近解剖结构间的关系,结合巩膜压迫法,不难发现远周边及锯齿缘部的裂孔、异物等;它具有明显的立体感,可清楚的分辨视网膜前膜、视网膜增殖及视网膜下线条,不至于将视网膜下线条认为是血管白线而误诊为非孔源性视网膜脱离;还可以通过脱离的视网膜看到脉络膜肿瘤的形态、颜色、大小,立体感明显,不至于将脉络膜肿瘤继发视网膜脱离误诊为孔源性视网膜脱离。④必要时要结合现代检查手段如超声波、OCT、FFA、ICGA、CT、MRI 等,有助于早期诊断。DiBernardo(1992 年)等在自发性玻璃体积血,眼屈光间质混浊的患者中用标准超声图(接触式 B 型超声波和标准 A 型超声波)识别视网膜裂孔,认为超声图识别视网膜裂孔准确性高,敏感性为 91%,特异性为 97%。视网膜裂孔有特征性超声图像,表现为视网膜局部隆起,往往伴有粘连的玻璃体膜或条索。

第三节　视网膜脱离手术

一、视网膜脱离手术原则

视网膜脱离手术目的在于寻找并封闭所有的视网膜裂孔,创造条件促使视网膜神经上皮与色素上皮贴近,消除或缓解玻璃体视网膜牵引。封闭裂孔仍是视网膜脱离手术的关键,其方法有冷冻、电凝和光凝。光凝仅作为辅助和补充,对血视网膜屏障的破坏轻于电凝和冷冻,目前应用范围有所扩大,尤其是眼内光凝已成为视网膜玻璃体手术重要进展之一。冷冻是封闭裂孔公认的安全有效方法,已取代电凝。

巩膜扣带术,亦称巩膜折叠术(scleral buckling),包括巩膜加压术、环扎术、巩膜缩短术,在眼球壁上造成巩膜向内压陷,顶压裂孔,缓解或消除玻璃体的牵拉,缩小玻璃体腔,促使脱离的视网膜神经上皮与色素上皮接触。由于巩膜外加压或环扎术无需做巩膜层间剥离,手术损伤小,操作方便,大大缩短了手术时间,因而已取代巩膜缩短和层间充填术,成为视网膜脱离手术中最常用的术式。

放视网膜下液和玻璃体腔注射液体或气体,可以促使脱离的视网膜贴向眼球壁,创造视网膜复位的机会,有时亦成为视网膜复位术中必要的步骤。

玻璃体显微手术直接解除玻璃体视网膜牵引,联合玻璃体内充填已成功地用于一些复杂性视网膜脱离的治疗。

但对绝大多数患者,用损伤最小、操作简单的术式,仍可达到最大成功机会,是我们选择术式的原则。对每一个病例的术式选择应根据视网膜、玻璃体情况,特别是增殖性玻璃体视网膜病变(PVR)程度、裂孔及视网膜下液三个方面,结合眼部其他情况综合考虑。术者应根据设备条件,自己对各种方法的熟练程度、经验及病情,选择不同的方法。

针对每一例视网膜脱离患者,往往需要选择几种手术技术之间的组合术式,这些技术包括巩膜外冷冻、外加压、环扎、放视网膜下液、眼内充填,最常选用的组合方式包括巩膜外冷冻、外加压、放或不放视网膜下液,巩膜外冷冻、外加压、环扎、放视网膜下液或联合玻璃体内注射等。

二、双目间接检眼镜在视网膜脱离手术中应用的优越性

(一) 术中眼底检查全面

双目间接检眼镜及三面镜的广泛应用,术前视网膜裂孔发现率大大提高,但仍有遗漏的可能。尤其通过眼睑压迫巩膜对 3:00 及 9:00 方向不易查全,而术中直接在巩膜表面压迫较术前观察更清晰全面,可仔细寻找全部裂孔,更好了解视网膜脱离范围、高度、玻璃体牵引的位置等,并与术前所查相比较,及时修正手术方案。可在边检查裂孔同时进行冷冻处理,对变性区也一并处理。

(二) 直视下进行手术

用直接检眼镜除单眼观察无立体感外,还有检查者距手术眼太近,不能同时使用冷冻治疗的缺点,三面镜裂隙灯检查虽是双眼观察,但患者坐位,难以用于手术。手术显微镜下操作仅能用于部分病例,联合使用三面镜及前置镜更加烦琐。只有双目间接检眼镜才能在直视下进行手术,克服了手术中封闭裂孔的部分盲目性,缩短了手术时间及减轻了术后反应,使视网膜脱离手术获得可喜的进展。已成为最经典的手术方法。

(三) 视网膜裂孔定位准确

手术中以冷冻笔代替巩膜压迫器顶压视网膜裂孔相应部位的巩膜,直视下确定裂孔的位置,冷冻后立即在巩膜表面标记。这种裂孔定位比以往无论哪种定位法都准

确,不需要术前用各种方法计算裂孔的位置,也不受个体眼球解剖变异的影响,大大缩短了手术时间,消除了对视网膜不必要的损伤。黄斑裂孔合并视网膜脱离多发生于高度近视眼患者,常有不同程度的后巩膜葡萄肿,不能用正常眼球黄斑的解剖位置去测定黄斑裂孔的位置。我们也曾采用过附有导光纤维的电极在直接检眼镜下定位,亮度不够,黄斑裂孔看不清楚,在双目间接检眼镜直视下定位很方便。视网膜变性区,尤其是格子样变性区,容易发生小裂孔,如果裂孔很小,术前不好确定,或者术前不能肯定变性区是否穿孔,术中对这些可疑区边检查边冷冻时,看到视网膜灰白冷冻斑上有橘红色小点,从而证明该处确有小裂孔。

(四)控制冷冻量

封闭视网膜裂孔,以冷冻Ⅱ级反应最为理想,即在解冻后视网膜稍呈边界模糊的灰色斑。由于眼球各部位巩膜厚度不同,个体组织对冷冻的耐受能力也不一样,所以在直接检眼镜下手术,先冷冻再检查眼底反应,如果冷冻不够,再重复冷冻,一旦发现冷冻过量,则无法挽回对眼组织的损害,所以很难掌握适当的冷冻量。以往认为冷冻对眼组织损伤不及电凝术重,又顾虑冷冻封闭裂孔不够确实,故往往过度冷冻。事实上,过度冷冻可致手术区大量色素沉着,甚至脉络膜视网膜大块萎缩而裸露出白色巩膜,同时造成玻璃体浓缩或增殖性玻璃体视网膜病变(PVR)。只有在双目间接检眼镜直视下,根据视网膜冷冻反应,及时终止冷冻,才能掌握恰当的冷冻量,既达到封闭裂孔的目的,又保证眼组织受最小的损伤,同时术后反应也轻,可减少患者痛苦,减少手术并发症。

(五)选择放液部位及防止放液并发症

手术时放出视网膜下液与否目前尚有争议,我们认为应按具体情况决定放液与否。通过实践,对视网膜脱离时间短,病变范围小,单个裂孔或虽为多数裂孔但比较聚集在一处者可以不放液,以减少放液可能出现的并发症。实际上适合这种情况的病例为数不多,相当数量的患者仍然需要放出部分或全部视网膜下液,但必须防止发生并发症。在双目间接检眼镜观察下,选择视网膜下液积聚最多而远离视网膜大裂孔、大血管分支及涡静脉处,以防止玻璃体流失或脉络膜、视网膜出血。放液后注意观察有无因穿刺脉络膜而造成视网膜新裂孔或视网膜嵌顿于放液口的现象。如发现放液处视网膜出现放射状皱褶,即表示视网膜发生嵌顿,应及时放松放液口的缝线并按摩该处巩膜,直至嵌顿消失。以往在直接检眼镜下手术,单眼观察不易发现此轻微的病变。自应用双目间接检眼镜以来,不但发现手术中个别病例发生视网膜嵌顿并及时得到处理,也发现以前在直接检眼镜下手术所发生的视网膜嵌顿。

（六）术毕眼底检查

术毕将外加压缝线结扎,拉紧环扎带后,仔细检查眼底,可以观察巩膜嵴的大小、位置是否合适,裂孔贴附如何,视网膜下液是否残存,放液点有无异常以及眼压等,术中可及时调整、处理,以保证手术一次成功。

（七）术后眼底检查

由于能控制冷冻量,术后局部反应较轻,加以双目间接检眼镜照明度强,所以术后第一天就可以清楚地检查眼底。可以根据病情需要选择体位,如发现嵴的位置移动,应及时第二次手术等等,以保证手术效果。

三、视网膜脱离手术步骤

（一）手术野的清洁与暴露

1. 术眼的清洁　手术前滴用广谱抗生素数日,常规用生理盐水冲洗泪道。将睫毛由根部剪除。用中性肥皂液清洁睑缘及相邻面部、眼睑皮肤,用生理盐水冲洗结膜囊及皮肤。再用5%络合碘、聚维酮碘或75%乙醇溶液及其他消毒液自睑缘向周围涂拭直至额、颞、颊及鼻梁中央。铺盖无菌消毒巾后再黏着无菌塑料膜,围绕眼区较牢固地与眼睑包括睫毛及四周皮肤黏着,减少术野污染机会,也可防止由内眦部进入手术区的呼气。呼气常影响术中眼底检查的清晰度。无此塑料膜,亦可在下睑缘和鼻梁

91

部放置湿棉球,以防患者的呼气影响眼底检查。

2. 开大睑裂　开睑器可影响术中查眼底及冷冻与充填操作,最常采用缝线法开睑。睑裂太狭小时,可行外眦角切开,因行后极部的手术操作时,狭小的睑裂常使巩膜暴露极为困难。

3. 结膜切口　距角膜缘外 1~2mm 平行于角膜缘作 360°结膜切口。在颞侧及鼻侧避开睑裂部各做一个松解切口。如仅需暴露 1~2 个象限者可做半周切开,在切口两端做松解切口。角膜缘切口的主要优点是结膜和筋膜囊不分离,术毕缝合后不至于使筋膜囊退缩,能更好地覆盖于植入物上,术后植入物不易暴露和脱出,结膜面无创面,不致因多次手术而引起结膜囊变小以及睑球粘连等。对于角膜缘区已严重瘢痕和粘连,或存在抗青光眼手术后的滤过泡,或合并青光眼有可能将来行抗青光眼手术者,应做角膜缘外 4~5mm 的结膜切口。再次手术的结膜切口可在原切口稍后。

4. 保持角膜湿润　为使整个手术过程中保持角膜清亮,必须频点生理盐水。不查眼底时可用一薄的生理盐水棉片覆盖角膜,以保持角膜湿润。术中避免器械或肌肉牵引线接触角膜而损伤角膜上皮,有时因长时间暴露角膜也会逐渐变混浊而影响眼底检查,可用干棉棒挤压角膜,使角膜暂时清亮。明显的上皮水肿必要时亦可刮除角膜上皮,但须防止损伤基底膜,以免影响上皮再生。

5. 直肌牵引和巩膜暴露　钝性分离四直肌,用斜视钩先后伸入四直肌套入 1 号黑丝线牵引直肌,便于术中转动眼球。牵引某象限两侧的直肌,配合开睑拉钩即可暴露该象限的巩膜。用棉棒向后推开结膜和筋膜囊,暴露巩膜。

假如裂孔位于赤道以后,如黄斑裂孔,则可断外直肌便于暴露,或者靠后的裂孔位于直肌下,为便于做巩膜加压缝线而断直肌。目前视网膜脱离手术一般不需要暂断直肌,避免断直肌,不仅供应眼前部的血管没有严重损伤,也可减少术后肌肉平衡失调的发生率。

(二) 视网膜裂孔的定位

视网膜裂孔的定位方法很多,公认最有效的是术中双目间接检眼镜加巩膜压迫直视下定位。术者一手持物镜,一手持特制巩膜压迫器(Urrets-Zavalia 定位器、钝头窄虹膜恢复器、小球形电极头等)顶压裂孔表面的巩膜,留下一个小圆痕迹,用染料做好标记。小的裂孔做单一的标志即可,大的裂孔则应对裂孔边缘分别做标志,大的马蹄形裂孔通常在裂孔后缘以及两角做标志。锯齿缘断离者除定好两端外应在后缘中心做标志(图 8-1~ 图 8-3)。同样的方法可以定出放液点位置及变性区位置。亦可用冷冻头边冷冻边直接定位,解冻时不移动冷冻头,暴露冷冻头所处的巩膜面,亦可见一凹陷,用染料在凹陷处做好标记(图 8-4)。

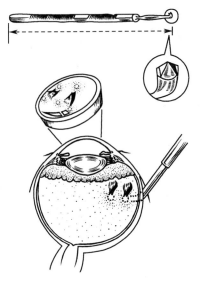

图 8-1 定位器的外观及马蹄形裂孔的定位的方法

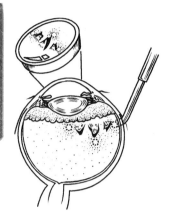

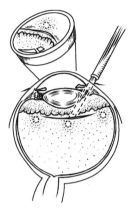

图 8-2　相邻近的多个小马蹄形裂孔的定位

图 8-3　锯齿缘断离的定位

当视网膜脱离较高时,眼底很难看到定位器顶压部分,裂孔不易准确定位,此时可先放部分视网膜下液后再定位(图8-5),裂孔定位或冷冻时,应使用定位器或冷冻笔的头部顶压裂孔,若用其柄部顶压裂孔亦不易准确定位(图 8-6)。巩膜薄弱者,切勿施加过分力量,以防眼球穿孔。北京同仁医院自 1980 年应用以来,实践中体会此法是最准确、简便、迅速的方法。

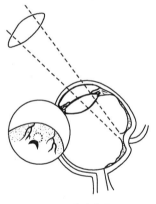

图 8-4　冷冻定位法

(三)视网膜裂孔的封闭

视网膜裂孔的封闭是视网膜脱离手术成功的关键。通过电凝、冷冻或激光使裂孔周围脉络膜产生炎症反应,造成视网膜与视网膜色素上皮或 Bruch 膜之间的粘连而封闭裂孔。不同方法各有其适应证和优缺点,应视具体情

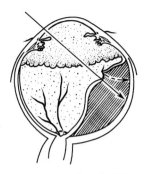

图 8-5　裂孔处于球形脱离的顶点,定位可有误差

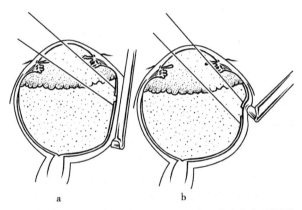

a

b

图 8-6　定位器的柄顶压裂孔,往往定位不准确(a),而要用其头部顶压(b)

况及条件而选择。

　　电凝透热所产生的热能透过巩膜,使脉络膜和视网膜产生局部炎症反应,造成瘢痕粘连而封闭裂孔。电凝所造成的脉络膜视网膜粘连比较牢固,疗效也比较可靠,并可作穿刺放液用。但不能直视下进行;电凝会引起巩膜、脉络膜及玻璃体损伤,巩膜坏死,反应性葡萄膜炎,玻璃体浓缩,过量电凝更易产生广泛巩膜坏死,有可能发生巩膜扩张及葡萄肿,再次手术困难。目前国内外已普遍采用冷冻

封孔。

激光治疗视网膜干性裂孔安全可靠,损伤小,副作用少,可重复进行。激光治疗要求屈光间质清晰,治疗前必须充分散瞳。最大的局限性是有视网膜下积液时无法进行,即使少量视网膜下液效果亦不好。在一般视网膜脱离手术中,激光治疗仅作为辅助及补充。

Scheoler 早在 1910 年用固态 CO_2 通过兔的巩膜进行冷冻,以产生粘连性脉络膜和视网膜炎症,20 世纪 30 年代 Deutschmann 用以治疗视网膜脱离,Bietti 用干冰封闭视网膜裂孔获成功。20 世纪 60 年代 Lincoff 推广了冷冻方法,冷冻已取代电凝。

冷冻对眼组织的作用有两种:①立即作用:组织冻结、凝固和硬化,血液和淋巴循环中止,解冻后重新流动。这主要用于白内障摘出。②延期作用:细胞死亡和组织发生无菌性坏死。细胞死亡的机制可大致归纳为细胞膜破裂、细胞外液电解质浓缩所产生的毒性作用,细胞脱水,细胞内 pH 紊乱和液体蛋白质分子变性,组织内血流停滞。治疗视网膜脱离就是利用它的延期作用,使脉络膜和视网膜色素上皮层产生局部的炎症反应,造成脉络膜和视网膜的瘢痕粘连,达到封闭视网膜裂孔的目的。

Lincoff(1971 年)用兔做实验,将 –30℃ 的冷冻头通过巩膜冷冻,根据检眼镜所看到的眼底变化,将冷冻损伤分为三种:①轻度损伤,冷冻时脉络膜由红黄色变白,视网膜仅有轻微或看不出变化,中止冷冻后损伤灶很难辩认。组织病理发现冷冻的坏死作用达到视网膜的外界膜,粘连强度为 300mg。②中度损伤,冷冻到视网膜开始变白为止,冷冻后损伤灶的白色逐渐消退,仅留下模糊的灰色水肿区。组织病理检查发现冷冻的坏死作用达到神经纤维层,粘连强度为 575mg。③重度损伤,视网膜变白后再持续冷冻 3 秒钟,中止冷冻后损伤灶保持混浊。组织病理发现视网膜所有细胞包括神经纤维层全部坏死,粘连强度为1175mg。冷冻和电凝的粘连强度相比,重度损伤,前者比后者强得多;中度损伤,两者相同,轻度损伤有时后者比前者强。两种方法最大的粘连强度都形成在术后 10 天左右,以后稍有减弱。用中度损伤封闭视网膜裂孔最为适宜。

1. 冷冻术的适应证 所有孔源性视网膜脱离和视网膜裂孔均可采用冷冻术，而在以下情况更有特殊价值：①巩膜条件差，如有巩膜葡萄肿、曾做过不恰当的巩膜电凝巩膜广泛坏死；②视网膜广泛格样变性、囊样变性、巨大裂孔或多个裂孔同时存在；③裂孔位于涡静脉附近而不宜作电凝治疗的视网膜脱离；④病变在赤道以前，需要预防性治疗者无需剪开结膜即可冷冻。

2. 冷冻方法 可通过结膜巩膜进行冷冻。经结膜冷冻一般用于赤道部以前干性裂孔，作为预防性手术，巩膜表面冷冻是最常用的方法。一般采用双目间接检眼镜直视下操作，将冷冻头放在裂孔相应的巩膜表面上替代巩膜压迫器压陷巩膜，可以直接观察裂孔位置及视网膜冷冻反应，可以准确定位及控制所需的冷冻强度。冷冻前在冷冻笔体上套一完整的硅胶套，以免冻伤眼睑及周围组织。

理想的冷冻反应是视网膜出现"中度损伤"，一般采用 2.5mm 直径冷冻头，温度可达 –70℃，时间为 2~15 秒，视反应情况而定。通过较厚的病变巩膜、早期再次手术的巩膜、肌腱时应用较低的温度。最好在双目间接镜直视下观察冷冻反应，最初脉络膜色发红渐变黄，最后变白，在视网膜出现白色冰斑后立即解冻，之后冰斑逐渐消退，仅留下模糊的灰白色水肿区。

冷冻点的数目取决于裂孔大小，小的裂孔仅用 1 个冷冻点即可完全覆盖，大的裂孔则需要一系列冷冻点将其完全包绕，巨大裂孔冷冻范围稍大些，可做 2~3 层冷冻，务必使冷冻反应斑互相连接，边缘重叠。冷冻仅限局在裂孔和变性区，其他部位均不应冷冻（图 8-7，图 8-8）。

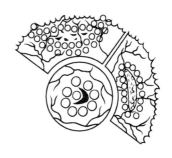

图 8-7 视网膜变性区及裂孔的冷冻范围

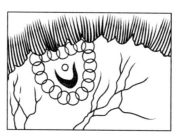

图 8-8 马蹄形裂孔的冷冻方法

3. 冷冻术的优缺点

(1) 优点:①全层巩膜冷冻,不必作板层切开,手术野无需干燥,在湿的巩膜表面可以进行;②对巩膜及其表面附着组织损伤很小,在短期内可重复手术,对巩膜强度影响小;③必要时可在眼外肌、涡静脉、睫状后长神经、动脉处进行冷冻,不致发生血管闭塞及前节缺血;④对单纯周边部视网膜裂孔,可不必切开结膜,简化了手术,适合于预防性治疗;⑤可直视下冷冻,易于控制冷冻量;⑥可在不健康的巩膜上冷冻,如巩膜葡萄肿,可在经过透热后再次手术的巩膜表面进行;⑦变性区有否穿孔可通过冷冻来证实,若已穿孔,则在视网膜灰白冰斑中有棕黑色小点,此即为穿孔大小,亦可据此鉴别小出血点与裂孔。

(2) 缺点:①巩膜表面冷冻后不留痕迹,初学者容易重复或遗漏;②冷冻无止血作用;③色素游离较多,对视网膜色素上皮破坏重,释放的色素细胞可通过裂孔进入玻璃体腔;④破坏了血 - 视网膜屏障,可导致渗出性或炎症性反应,广泛而过量的冷冻可能刺激 PVR 的发展。

4. 冷冻术的并发症

(1) 眼内出血:Lincoff 认为在 −20℃ 至 −70℃ 的冷冻条件下,不会引起眼内出血。出血与放液时伤及大血管及骤然低眼压有关,在冷冻的部位放液会增加脉络膜出血机会。

(2) 葡萄膜炎:一般较电凝术后葡萄膜反应要轻,可能与冷冻无电凝的热损伤效应,巩膜手术量的减少和手术时间较短有关。

(3) 脉络膜脱离:Amoils 报告发生率为 6%,Hilton 为 18%,北京同仁医院约 10%。术中避免过度广泛冷冻、损伤涡静脉和尽量减少放液操作,可减少发生。多可自愈。

(4) 渗出性视网膜脱离:发生率 8%,常发生于术后 24~48 小时,多因大范围过量冷冻使脉络膜形成渗出性反应,渗出可在 2~6 周吸收,对皮质类固醇治疗反应好,能自愈。

(5) 色素播散:Sudarsky 报告 600 例术后均有程度不等的色素转移现象,释放的色素颗粒可经裂孔进入玻璃体,也可随视网膜下液流到视网膜脱离的边缘,形成色素线条,少数病例色素沉积在黄斑部影响中心视力。Theodossiadis 发现黄斑区色素沉积的出现率为 6.4%,多见于上方裂孔和颞上方裂孔者。术后早期活动有利于减少色素沉积于后极部视网膜。

(6) 刺激增殖性玻璃体视网膜病变(PVR)发展:过量冷冻易破坏正常视网膜色素上皮,引起视网膜色素上皮细胞游离,刺激和加重增殖性玻璃体视网膜病变(PVR)形成,可产生视网膜牵引而致手术失败。

如冷冻头没有充分隔离开而不慎冷冻了眼睑,可引起术后明显的眼睑水肿或睑缘的冻伤,导致术后不适感。冷冻前在冷冻笔体上套一完整的硅胶套,以免冻伤眼睑及周围组织。目前国内外已有结冻只限于冷冻头尖端的,冷冻笔体上不需用保护胶套。

尽管冷冻对巩膜的损伤较电凝小,但仍可使巩膜变软、脆弱,甚至坏死。过量广泛冷冻可严重破坏血视网膜屏障,刺激 PVR 形成,亦可导致视网膜脉络膜严重萎缩,新裂孔形成。据我们 30 多年的经验,认为冷冻是封孔的安全有效方法,诸多的并发症均与广泛过度冷冻相关,关键在于合适地掌握冷冻量,双目间接检眼镜直视下操作可以达到这一目的。

(四) 巩膜外加压术

在视网膜裂孔相应的巩膜表面放置加压物,可以缓解裂孔周围动态的和固定的玻璃体视网膜牵引,使视网膜贴向加压物,通过加压物推顶使裂孔封闭,防止来自玻璃体腔的液体再次进入视网膜下。这种方法不需剥切巩膜,能保持巩膜完整性,可放液或不放视网膜下液,简化了手术操作,缩短手术时间,也进一步减少了术后组织反应及并发症。术中根据眼底检查情况,能较方便地调整加压物的位置,再手术时容易拆除,便于操作。术中须根据裂孔的大小和形状来考虑加压物大小和放置的方向。

1. 适应证　单纯巩膜外加压术适用于 PVR A 级、B 级的大马蹄形裂孔、张口形裂孔、大圆孔、涡静脉附近及后部裂孔,裂孔附近有玻璃体牵引者。对于 PVR C 和 D 级,视网膜有固定皱褶、巨大裂孔后缘翻转、裂孔多且分散、变性范围广的病例不适合选择单纯巩膜外加压术,应选择环扎联合加压或玻璃体注射、玻璃体手术等。

对于再次手术病例,如选择外加压术除了根据眼底情况外,还必须考虑作加压部位的巩膜有无软化、糜烂、坏死等改变。巩膜软化、坏死则不可做加压术,视网膜下液的多少不是选择术式的指标。

2. 外加压材料　作为巩膜外加压材料,目前应用最多的是各种形状的实性硅胶和硅海绵。硅海绵具有一定弹性,亦符合加压材料的要求,具备以下特点:①硅海绵的柔软性不易发生加压物下巩膜坏死,即使产生高的加压嵴,巩膜也仅发生轻度变薄;②具有相对好的生物适应性,能被眼球耐受;③硅海绵的固有弹性在术后一段时间内有一定程度的吸水膨胀,非放液手术后当眼压恢复正常时,加压嵴将有一定程度的加高,嵴表面光滑。

但硅海绵亦存在不少缺点:①有丰富的微孔易藏留细菌而致感染;②硅海绵刺激局部易产生炎性反应,如累及眼外肌可发生术后眼肌失衡;③术后暴露和脱出的比例较高,原因可能有巩膜缝线松脱、植入物感染、异物反应、植入物过大、位置靠前等。

常用的硅海绵有直径 4~5mm 的圆形或 5.5mm×7.5mm 椭圆形,以及 8mm×20mm 长方形等不同规格。常用的硅胶有宽度 4.5mm 的 219 号,7mm 的 276、277 号等,各种硅胶材料还可以根据需要剪切成不同大小和形状。通常采用高压灭菌,硅海绵在放置眼部之前,先浸泡在抗生素液体里,进行操作时用无齿镊夹持,以避免泡沫状结构的损伤和破坏。

3. 外加压物大小 外加压大小主要取决于裂孔的大小及多发裂孔时裂孔分开的距离。外加压物产生的巩膜嵴应有足够的宽度和高度,使裂孔和加压嵴的前后缘之间要留有至少 1mm 的安全边缘。长度应较病变区两端各超过一个钟点,如 3mm 宽的裂孔应选择直径 5mm 的硅海绵或硅胶,5mm 宽的裂孔宜选择 7.5mm×5.5mm 的硅海绵,巨大的裂孔宜选择玻璃体手术。视网膜下液多时,若不放视网膜下液,加压范围宜适当加大,以防止视网膜下液吸收过程中裂孔边缘移位而致手术失败。加压嵴的宽度由所选择的材料直径所决定。需增加加压嵴的宽度时可通过增加加压材料的直径来增宽。加压嵴的高度由巩膜加压缝线跨度距离以及拉紧缝线而缩短的数量所决定,缩短的程度取决于眼压。

4. 外加压物方向 外加压物的方向可与角膜缘平行(环形)和垂直(放射状),偶可斜行放置。外加压物方向的选择取决于裂孔的类型,裂孔与裂孔间的关系,裂孔与视网膜皱褶的关系。

放射状加压的其优点是这种加压所形成的眼内嵴前后缘达到同一高度,克服了由于视网膜固定皱褶形成鱼嘴样裂孔,对后部裂孔也容易落在嵴上,操作较容易。适用于:①中等大或大裂孔,尤其是马蹄形裂孔,可把裂孔顶在加压嵴的长轴上,而缓解裂孔前表面的牵拉,如做环形嵴,放液时易产生视网膜纵形皱褶,裂孔后缘的皱褶可能漏水;②单个裂孔;③术前存在放射状皱褶时,术后有形成鱼嘴形裂孔的可能(图 8-9)。

环形加压倾向于缩短部分加压区的巩膜。在直肌下采用,直肌对加压物的压力可有助于加压效果。适用于:①锯齿缘断离;②互相靠近的多发裂孔;③裂孔宽度大于前后径的单个裂孔;④巨

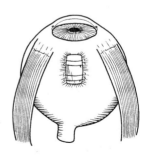

图 8-9 放射状外加压

大裂孔;⑤当视网膜裂孔位置不确定时,对可疑有裂孔的一或两个象限作加压术(图8-10)。

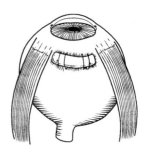

图8-10　环形外加压

临床上可视眼底情况选择环形与放射状加压相结合,如裂孔周围视网膜有变性和玻璃体有明显的放射状条索牵引者,可选择倒T字形加压,裂孔周围无变性而周边却有变性区,可选择T字形加压。

巩膜外加压材料和加压方向的选择是重要的,但在视网膜下液少、裂孔小时,裂孔容易封闭,术后皱褶形成的可能性不大,此时考虑加压的方向取决于需处理的病变区缝线是否便利。

5. 外加压物的缝线固定　最好用的缝线是5-0涤纶线,带有1/4或半圆的铲针。1/4周的针弧度小,穿过巩膜的路径长,适用于容易操作的巩膜区。半圆针适用于术野狭窄的部位,如肌肉下或眼球后部。放射状加压常使用双针缝线,可使2个针头都从前向后缝合较易操作。

预置缝线时,用齿镊夹住直肌止端附近组织向相反方向牵拉使眼球固定,同时使巩膜绷紧,以减少眼球正常的弧度,使缝针容易通过巩膜板层。缝线的深度很重要,缝线太深,容易产生巩膜穿通,导致视网膜下液流失,甚至视网膜裂孔。缝线太浅,在拉紧缝线结扎时容易豁开。理想的深度以1/2~2/3的巩膜厚度为宜,恰好能透见缝线在巩膜内的行径,当然这种外观随巩膜厚度变异,如巩膜薄则更易透见缝线。缝针进出巩膜时勿太倾斜,应及时确定针的走行深度。进针时很快达到所需深度,在此深度直行一定距离,3~5mm,然后陡直出针,否则针距太短拉紧缝线时易豁开(图8-11,图8-12)。一般采用褥式缝合或X字形缝合。

缝线的跨度应根据外加压物的宽度来决定,总的原则是超过外加压物宽度的一半,如对一个4mm宽的外加

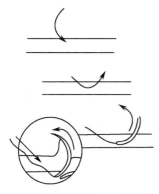

图 8-11　缝针穿过巩膜的位置

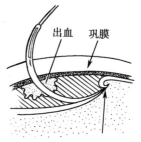

图 8-12　缝针过深可导致医源性视网膜裂孔、出血和意外放液

压物缝线的跨度是 6mm,5mm 宽的外加压物缝线跨度为 8mm,7mm 宽的外加压物跨度是 10mm。需要指出的是对任何外加压物,增加缝线的跨度并不等于增加巩膜嵴的宽度,巩膜嵴的宽度取决于外加压物的宽度。增加缝线跨度使巩膜嵴高度增加,一般跨度比外加压物宽 2mm,形成较低平的加压嵴,宽 3~4mm 可形成较高的嵴。缝线跨度不宜过大,否则巩膜发生皱褶。最后,结扎缝线的松紧度也影响巩膜嵴的高度。相邻两个褥式缝线相隔大约 1mm 间隙,大多数放射状加压需 2 根缝线,环形加压所需缝线数目取决于加压物的范围,通常每个象限需 2~3 对缝线。

预置巩膜缝线时如进针过深,很易穿入视网膜下导致意外放液,如视网膜脱离浅时更易发生医源性视网膜穿孔,应按裂孔采取冷冻加压处理。此时应拆除此线,另用更宽的预置缝线,同时对眼球施加一定的压力,并尽快拉紧加压缝线,必要时行玻璃体腔注射以恢复眼压。

缝线时应尽可能避开涡静脉,以免损伤涡静脉。如靠近涡静脉分支附近进针,先将此静脉移开,留出一进针间隙,然后越过静脉由血管的另一侧出针。缝线时应充分暴露术野,以免涡静脉随眼球表面组织一起卷入线道。

（五）黄斑兜带术

属于外加压术的范畴,1972 年 Margherio 报道了黄斑兜带术,其特点是在黄斑电凝后,通过后极部垂直向条带对黄斑部视网膜产生持久性顶压作用,松解牵引,促进已复位的视网膜与脉络膜黏着愈合。1982 年 Theodossidis 介绍在黄斑区不作凝固而单纯作后极部条带顶压术,避免了由于黄斑凝固而造成视功能损害。黄斑兜带不仅有封闭黄斑裂孔的作用,且对防止眼轴继续增长和视网膜变性、后巩膜葡萄肿的发展有一定意义。伴有高度近视的黄斑裂孔性视网膜脱离用兜带术有着双重意义。尽管目前玻璃体手术的开展为黄斑裂孔性视网膜脱离的手术治疗开辟了新途径,但黄斑兜带术在术式选择中仍有其实用价值。

1. 适应证　①高度近视或后巩膜葡萄肿的黄斑裂孔性视网膜脱离,或黄斑旁裂孔性视网膜脱离;②黄斑裂孔直径大于 1DD、有中度以下玻璃体牵拉或小的视网膜前膜者;③黄斑裂孔性视网膜脱离其他类型手术失败者。

2. 兜带材料　兜带材料基本上分两类。一类为高分子材料,如硅胶带和硅海绵;另一类为异体巩膜条和阔筋膜。我们常选择 240 号硅胶带(宽 2.5mm),长 6cm,其中央用褥式缝线缝扎一带槽的 4.5mm 或 7mm 宽的硅胶块,长 6~7mm,亦可采用扁柱状 5mm 宽的硅海绵。眼轴长度正常者可用 4.5mm 宽硅胶,有明显后巩膜葡萄肿者可选择 7mm 的硅胶或硅海绵。硅胶带坚韧有弹性,刺激性小,术后可被纤维膜包裹,消毒方便,廉价,能造成持久性外加压作用,是一种比较理想的兜带材料。异体巩膜带具有质地柔软、组织反应小,可以得到生物学愈合的优点,但作用时间不够持久,易变松软失去弹性。

3. 手术方法　外眦切开,暂断外直肌和下斜肌,必要时再断上或下直肌。行黄斑孔定位。正视眼黄斑通常在下斜肌止端后约 3mm、上约 1mm 处,在睫状后长动脉穿进巩膜处,后 3~4mm、下 2mm 处。但由于生理差异,尤其是高度近视眼者,其位置往往后于正常人数毫米,有时竟达 8mm 之多,解剖定位法常不够准确,用间接检眼镜直视下巩膜顶压定位最好。早期曾选择电凝封孔，后来用直视下小剂量冷冻黄斑孔，即在仔细校正冷冻头顶压的位置（可先放液），再冷冻至脉络膜变红时立即解冻。但尽管如此，术后仍影响中心视力。目前术中不处理裂孔，待视网膜平复后，必要时用氩激光或氪激光光凝。

术中将兜带材料一端固定于上直肌止端后侧，另一端分别通过上斜肌、颞上涡静脉，下斜肌、颞下涡静脉，达下直肌止端后，将 4.5mm 或 7mm 硅胶块推至颞侧后睫状长动脉之入口处，可固定于其偏下 2/3 处（即 1/3 位于后睫状长动脉水平之上，余部分在其下）。在直视下调整兜带位置，在兜带上下部各避开巩膜葡萄肿处固定一针，切勿穿透全层巩膜，以防发生脉络膜出血及医源性视网膜裂孔，硅胶带的两端向前牵拉以调整嵴的高度。一般选择下斜肌附着处偏上或下方放液，避开脉络膜大血管，并根据视网膜下液多少而定。放液前放置好兜带，做好各种准备，放液后迅速结扎缝线，恢复眼压。

4. 并发症　我们体会，所有并发症都与黄斑区的暴露困难有关。

放液时眼内出血较常见。后极部血管密集，涡静脉潜行部分表面不易避开，放液易致出血。在下斜肌止点附近放液多能避免出血。如黄斑裂孔合并下方视网膜脱离，而黄斑部脱离低平时亦可不放液以避免放液并发症。在暴露后极部时易损伤涡静脉，亦可导致眼内出血，操作时应细致，尽量避免。

另一种常见的并发症是压迫视神经或影响其血液供应，导致视神经萎缩。准确定位，术中直视下调整兜带位置，兜带上下或颞侧固定缝合，可避免其滑脱压迫视神经。

兜带术后反应较一般视网膜脱离手术后反应为重，眼睑、球结膜水肿较明显，持续时间长，一般 1 周左右即消失。

（六）巩膜环扎术

用环扎带捆扎眼球，造成永久性环形巩膜嵴，能明显减少玻璃体腔容积，对眼球的全周加压，力量均衡，能有效地消除或减少玻璃体牵拉，增加视网膜与脉络膜贴附的机会。由于所形成的环形巩膜嵴很窄,对顶压裂孔的作用差,所以临床上多联合巩膜外加压以增强封孔的作用。现今的环扎术无论对加压封孔还是在产生 360° 持久的加压嵴上均令人满意。此外,它产生了一个假的"锯齿缘",理论上可防止以后的视网膜脱离,也具有封闭未查到的视网膜裂孔的优点,因此,已被广泛采用,尤其是治疗复杂类型的视网膜脱离,成为最多采用的术式。

1. 适应证 ①多发、分散的视网膜裂孔,分布于 1 个象限以上,或有广泛的严重视网膜变性;②未发现视网膜裂孔的病例,为封闭未查见或可能遗漏的裂孔,无论联合局部外加压否,宜用环扎术;③无晶状体眼视网膜脱离以周边部细小裂孔多见,局部加压有遗漏裂孔的可能,宜采用环扎术;④合并有 PVR 的病例。PVR C2 级以上,存在广泛玻璃体牵拉,视网膜固定皱褶未行玻璃体手术者,应采取环扎术;⑤多次手术失败的病例,巩膜坏死糜烂,做其他手术困难者;⑥支撑固定局部外加压物,用局部外加压时,有些病例需要通过环扎带来加强外加压物的固定,尤其当巩膜薄时,局部外加压缝线不牢靠,环扎带能加强其加压效果;⑦部分玻璃体切除术同时行预防性环扎术。

2. 环扎材料 Schepens(1957 年)首先提出用聚乙烯管作环扎;1958 年 Arruga 介绍巩膜环扎缝线术,但尼龙线及聚乙烯管易腐蚀巩膜。20 世纪 70 年代即改用硅胶。最常用的是各种型号的硅胶带,如宽 2.5mm 的 240 号,宽 4.5mm 的 219 号,以及 7mm 宽的 276、277 号硅胶等。环扎带宽度的选择要视具体情况而定,对于一般性支撑用的或预防性环扎,240 号硅胶带最常用;广泛的变性或大的裂孔,需要缓解大面积的玻璃体牵引,则使用宽环扎带为宜,但宽环扎带并发症较多,现已很少使用,使用前测量好环扎带的长度。亦有应用阔筋膜、异体巩膜、新生儿脐带等材料的,但已逐渐被硅胶取代。

3. 环扎方法 环扎部位原则上在赤道部,可据裂孔位置适当前后移动,原则上应绕过眼球的最大径,如在颞上象限比较偏后者,在其相对应的鼻下象限则应偏前,避免环扎带滑移。

(1) 单纯环扎术：在封闭裂孔并定位后，将选择好的环扎带从每根直肌下穿过，接头的位置宜放在眼底无重大病变的部位。

环扎带的固定：①缝线固定法：在赤道部每个象限二直肌间作一对褥式缝线或 X 形缝线，跨度较环扎带宽度稍大。应注意固定的位置，勿使环扎带突然改变方向而形成角度，否则不能充分扎紧一周，且拐角处可侵蚀巩膜。固定线不要结扎过紧，或在拉紧环扎带后再结扎，以允许环扎带自由地滑动。如果环扎带放置位置在赤道前，为防止术后环扎带前移，可在每个象限缝两对固定缝线。②巩膜板层固定法：在赤道部各象限相邻直肌间的巩膜上做 3~4mm 宽的巩膜板层隧道，再将环扎带依次从直肌下及板层隧道中穿过。

环扎带的联结常用硅胶管"袖套"联结法，即将环扎带两端各剪成锐角插进 4~5mm 长的小硅胶袖套内。具体方法是用蚊式钳（国外有专门套夹）闭合插入袖套，张开钳口，"袖套"即撑开，先由蚊式钳的后侧将环扎带一端穿入袖套内，再从钳的前方把环扎带另一端在前一条带的上面穿入袖套内，取出血管钳，将两端向反方向拉紧，即可使环扎带结紧，可以随眼压高低而调整环扎带的松紧。

此外，断端缝线结扎法固定亦可，但术中不易调整环扎带的松紧，最方便的还是用硅胶袖套法。

环扎术绝大部分需放视网膜下液，放液后拉环扎带的两端，即可使环扎带结紧，环扎松紧适宜。环扎所产生的嵴的高度取决于环扎带缩短的数值。不能仅以眼压作为结扎标准，要观察眼底，注意裂孔是否在嵴上，高度是否适中。若视盘色淡伴动脉搏动，表示眼压高，应放松环扎带，环扎嵴上如出现新的放射状皱褶，说明眼压低，眼球太软，此时不应过分拉紧环扎带，以免眼前节缺血，应玻璃体腔注射，以恢复眼压。拉紧环扎带在不放液手术中可产生高眼压，在达到需要缩短的数值前每拉紧几毫米就要等几分钟，并按摩眼球使之变软，必要时采用前房放水或 20% 甘露醇、乙酰唑胺静脉注射以软化眼球。一般认为环扎带应比眼球赤道周径缩小 10%~15%，约 70mm。我们用的环扎带长约120mm，除去多余的两端即为留在眼球上的长度，一般为65mm，残端的一侧放在环扎带下面，另一端压到邻近的直肌下面。

（2）环扎联合巩膜外加压术：根据视网膜裂孔和变性区情况选择巩膜外加压物。目前临床上最常用的是环扎联合巩膜外加压术，附加的局部加压物可在高度和宽度上增强环扎术的加压效果（图8-13）。

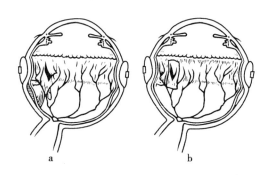

图8-13　环扎术
a. 环扎后马蹄形裂孔形成鱼嘴现象　b. 联合放射状加压可消除鱼嘴现象

多发裂孔或巨大视网膜裂孔、巨大锯齿缘离断，可选择适当宽度的硅胶环形放置在环扎带下，马蹄形裂孔可在环扎带下放置放射状加压物。放置硅海绵时，应先冷冻裂孔，定位，缝合固定硅海绵之后，再固定环扎带。环扎带尽可能通过裂孔后缘处以加强裂孔后缘的顶压效果。结扎时应先结扎局部外加压缝线，再结扎环扎带。

4. 并发症　环扎术较加压术更易发生眼前段缺血、继发青光眼、浆液性脉络膜脱离等。环扎术影响眼前段血供而造成不同程度的缺血，甚至可引起眼前段坏死、穿孔。

环扎术后较远期有可能发生眼疼痛，这种疼痛可以是暂时的，持续1~2周，也可持续几个月。还可能引起眼球内陷，发生美容方面的问题。

大多数环扎术中，严重并发症除与植入物材料性质有关外,主要与环扎嵴的过高过宽有关。环扎嵴高度不超过2mm,严重并发症很少发生。

(七) 放视网膜下液

放视网膜下液可创造脱离的视网膜与脉络膜相接触的机会,曾认为是手术必要步骤之一。Custodis 最先介绍不放液手术,Lincoff 又作了改良和推广,认为放液在所有视网膜脱离术中不都是必要的,如有可能应避免放液。但不放液手术究竟适用到什么程度仍无定论。在实践中存在两个极端,Schepens 认为不放液手术患者,必须卧床至视网膜裂孔贴附于嵴上,因而延长了术后恢复期,再次手术机会较放液者大为增加,所以他的病例 85% 以上需要放液,放液并发症不到 1%;而 Lincoff 的病例不放液者达85% 以上;两者中间的则有 30%~40% 的视网膜脱离手术不放液。国内由于医疗条件所限,早期单纯的视网膜脱离病例比例不高,张哲(1982 年)报告 1154 例视网膜脱离手术,其中 153 例(13.3%)行加压不放液手术,北京同仁医院不放液手术占 20%~40%。

不放液手术最适应于玻璃体问题比较少,视网膜变性范围局限,裂孔分布不太复杂,尤其适用于马蹄形裂孔,大圆孔,裂孔处视网膜下液不太多或难放液的病例,遵循这些原则即使是再次手术和无晶状体眼视网膜脱离亦适宜。绝大部分病例视网膜下液在 24 小时内全部吸收。术毕裂孔与加压嵴的距离,对术后视网膜下液的吸收有明显的影响,裂孔与嵴的距离愈近,视网膜下液吸收愈快。

1. 放视网膜下液的适应证

(1) 帮助定位:视网膜下液多,裂孔冷冻和定位困难,放液有助于裂孔准确定位和确定加压物的位置,尤其是后部裂孔,下方裂孔和不规则裂孔合并高度球形脱离时。

(2) 为手术提供空间:对多发裂孔、大裂孔、巨大裂孔常需大范围的外加压,放液可为形成宽高的巩膜嵴创造条件,为玻璃体注射提供空间。

(3) 裂孔附近有视网膜固定皱褶,存在明显的牵引,不放液裂孔不易牢固封闭,视网膜活动度差,视网膜很难复位,此时放液不仅为了治疗,更可以判断视网膜固定皱褶的严重性和持久性,以确定是否需要作玻璃体注射或玻璃体手术。

(4) 防止高眼压危险的出现:在不放液手术拉紧缝线时眼压升高,甚至达 60mmHg 或更高。健康眼具有对眼压的调节能力,10~20 秒内眼压可恢复正常,下列情况眼压升高将给手术带来不利:①青光眼患者;②眼球壁薄弱,如近期做过白内障手术、角膜移植术、外伤等角巩膜伤口愈合不牢或大的巩膜葡萄肿,透热或炎症后巩膜变薄;③视网膜中央动脉或静脉不健康,既往有视网膜动脉或静脉阻塞,同侧颈动脉疾病,长期糖尿病,广泛动脉硬化者。

(5) 脉络膜血管异常,影响视网膜下液吸收者:如:①高度近视(一般 >–15.0D),脉络膜变薄、血管减少;②老年性脉络膜硬化,炎症性或以往视网膜脱离手术时广泛的透热、冷冻后,广泛的脉络膜萎缩者;③脉络膜脱离型视网膜脱离、近期做过巩膜手术、活动性葡萄膜炎、眼压过低可致脉络膜血管充血,妨碍视网膜下液吸收;④裂孔位于涡静脉附近,术中损伤涡静脉,影响视网膜下液吸收。

2. 选择放液部位　选择放液部位的原则是选择视网膜下液最多和容易操作的部位,常据以下标准来判断:①有相当多的视网膜下液,应重视术中检查,因为患者仰卧后,视网膜下液可能发生一定程度的重新分布;②一般喜欢在眼球下半部放液,因一旦出血,术后患者坐位时出血可不致波及黄斑部;③应尽量避开冷冻过的部位,冷冻可致脉络膜血管扩张,增加放液时脉络膜出血的危险;④避开大的脉络膜血管、涡静脉壶腹部;⑤避开大的视网膜裂孔,以防玻璃体通过裂孔而脱出导致玻璃体嵌顿;⑥在维持正常眼压的情况下,能满意暴露的部位。

一般来说,放视网膜下液最好的部位是外直肌下缘近赤道部,此处暴露容易,巩膜相对较薄,而鼻侧常较困难。

3. 放液时机　如计划放视网膜下液,可在冷冻后或预置加压缝线后或在手术结束前进行。也可更早,即先放液后再行眼内注射生理盐水、冷冻及外加压,先放液再冷冻有利于冷冻量的掌握,使裂孔定位更准确,亦可展平视网膜皱褶,发现术前未发现的裂孔。如先放液后眼压低,应用棉棒对眼球施加一定压力或眼内注射生理盐水,以保持一定眼压。

4. **放液方法** 最常采用的是 Brian Martin 提出的有控制定量放液法。在所选择的部位做放射状切口,长2~3mm,亦可做平行于角膜缘的切口,板层切开巩膜,向两侧轻轻剥离,预置褥式缝线跨过切口两唇,这种缝线在需要时能立即关闭巩膜切口,提起两唇的缝线,可使两唇抬高有利于引流。切穿全层巩膜暴露脉络膜,滴少许 0.1% 肾上腺素,则放大镜(间接检眼镜的物镜即可)能看清裸露的脉络膜,以避开脉络膜血管穿刺。如果血管粗大、数量太多,不能避开或在引流部位有脉络膜出血,则关闭该切口,另选择适当的部位。

术者及助手分别夹持切口两侧的缝线,轻轻提拉,使切口处脉络膜稍膨出形成小脉络膜疝,用冷针(1ml 注射器针头或角膜缝针)以切线方向快速穿刺脉络膜,或用尖刀轻挑脉络膜,或用针形电极,在脉络膜表面以电火花击穿脉络膜,可见视网膜下液缓缓流出。亦可应用眼内激光头,光凝脉络膜放视网膜下液,激光条件为 1W 能量,0.2~0.5 秒,由于激光热效应,可明显减少脉络膜出血,放液孔小于穿刺孔,放液缓慢,减少发生视网膜嵌顿的危险,避免了锐器刺入,不损伤视网膜,缺点是有时放液不够充分。

在新鲜的视网膜脱离中,视网膜下液稀薄而透明,脱离时间久的病例,视网膜下液则黏稠呈淡黄色,可见到色素颗粒浮在视网膜下液中,用棉棒或吸血海绵吸去下液。眼压下降以后仍需继续放液时,可用棉棒在其他方向对眼球轻微加压,有利于液体流向切口,并维持一定眼压。当液体中出现色素颗粒或不再外流时,可拉紧预置线,线间放置一粗黑线打活结,拉紧外加压缝线并打结,适当拉紧环扎带,维持眼压,检眼镜下观察残留的液量,嵴的高低,裂孔贴附情况,如果视网膜下液较多,裂孔未落到嵴上,可以将活结打开,放松环扎带,牵拉巩膜切口两唇,液体可继续溢出。只要裂孔能满意落在嵴上,不一定非将视网膜下液放彻底,可防止眼压过低,减少玻璃体注射的可能并发症。

放液结束时,迅速结扎缝线,拉紧环扎带,检查眼底,若嵴的宽度和高度适中,裂孔贴附好,视盘色泽正常,且无视网膜中央动脉搏动,结束放液。放液点仅可见视网膜下黄色小点,无出血、视网膜嵌顿和医源性裂孔即可。

5. 放液不成功的原因和处理　放液不成功的原因包括:①放液点选择不当。视网膜下液移动度大,眼球转动时液体流向低处,故放液前注意观察各种体位视网膜脱离形态变化,选好放液部位。②眼压过低,可致穿刺孔两侧巩膜皱褶挤压脉络膜堵塞穿刺点。此时可通过夹持缝线,轻提巩膜切口的两唇,使视网膜下液外流,同时对眼球施加一定压力,勿使眼压过低。③穿刺过深或开始出液过快致视网膜玻璃体嵌塞,不再出液,应放松缝线按摩巩膜,使视网膜嵌塞解除。④电针作放液时电流太强,穿刺处形成蛋白凝固及巩膜收缩使穿刺口闭塞。可改用冷针穿刺,继续放液。

6. 放液并发症

(1) 脉络膜出血:是视网膜脱离手术严重的并发症之一。可因直接穿刺脉络膜而致,亦可由于放液时或放液后的低眼压所致。血液可经视网膜下腔经裂孔进入玻璃体腔,有时出血量少,可与引流液一起流出。视网膜下腔血液由于重力作用向后极流动,血液趋向沉积于黄斑区,并可威胁以后的中心视力恢复。严重的出血可从瞳孔区看到鲜红的反光,大量出血可使放液后变软的眼球突然变硬,发生出血性脉络膜脱离,在脱离的视网膜下可见棕黑色的丘样隆起,此时应尽快拉紧缝线,使眼压迅速恢复正常,甚至增高眼压有利于出血终止。如果眼压高,结扎缝线困难者,可应用高渗剂或从放液口放出部分出血,再迅速结扎缝线,以后再考虑二次手术。大多数出血轻微,并未影响手术的完成。

(2) 视网膜嵌顿:发生的原因有放液点选择不当或视网膜下液移动,穿刺部位无视网膜下液,脉络膜穿破后,视网膜随着脱出造成视网膜玻璃体嵌顿;或者由于出液不畅而对眼球施加压力而致,或者由于高眼压下放液或穿刺孔过大,出液过快,视网膜随液体冲至穿刺口而嵌顿。视网膜嵌顿通常容易识别,巩膜切口部位有淡灰色珠状物堵塞,检眼镜下可见以放液点为中心的星状皱褶形成(图8-14)。嵌顿一旦形成,首先要使眼压降低,如放松牵引线或其他缝线,必要时前房穿刺,在眼球变软的基础上可抬高巩膜切口的两唇,用虹膜恢复器轻按摩试行还纳,有时可解除嵌顿的视网膜,有时也不一定成功,因此重在预防。正确选择放液点,不在高眼压下放液,避免用力挤压

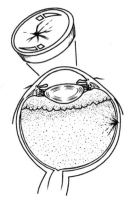

图8-14 放视网膜下液所致的视网膜嵌顿及其检眼镜下所见

眼球,动作勿粗暴,待液体自行缓慢外溢。视网膜嵌顿后绝不再继续探查巩膜切口,应作为医源性裂孔对待,冷冻放液点,将其放在外加压范围内,如在原加压物的后缘或扣带后,则做一放射状加压,来预防继发性牵拉并封闭任何医源性裂孔,否则常成为手术失败的原因。

(3) 医源性裂孔:可发生于以下情况:①放液点位置选择不当,此处无视网膜下液或视网膜下液极少,或因视网膜下液移动度大,液体流至低位,放液点位于高位,而直接穿刺视网膜所致;②穿刺脉络膜时进针角度过大、过深而直接穿刺造成医源孔;③液体引流不畅,不适当地挤压眼球,穿刺孔处受眼内液传导压力,而使视网膜破裂穿孔。预防的方法在于准确选择合适的放液点,操作谨慎轻柔,提高警惕,术毕应仔细检查放液点有无异常,正常穿刺点仅见一黄色小点。一旦发生医源性裂孔,予以冷冻和外加压封孔。

(八) 玻璃体腔注射

玻璃体腔注射是视网膜脱离手术中应用较多的辅助措施,可以补充眼内容物,恢复眼球形状和眼压,顶压裂孔,有时甚至是使视网膜复位的唯一方法。常用的注射材

料有平衡液和气体,后者包括空气和膨胀气体(SF_6、C_2F_6、C_3F_8等)。注射平衡液,主要适用于手术期间发生低眼压,如过度放液或缝针刺穿巩膜而意外放液者。由于脱离太高,给裂孔定位和冷冻带来不便时,先放视网膜下液后,如眼压太低应及时注射平衡液以恢复眼压,此时如注射气体势必影响眼底观察,给下一步手术带来困难。术毕拉紧缝线和环扎带后眼压仍过低,不应通过增加加压嵴高度来达到恢复眼压目的,过高的加压将产生眼球的极度凹陷,可应用玻璃体注射平衡液或空气来恢复眼压。液体注射的缺点是液体易从裂孔进入视网膜下,不能将视网膜完全压平,尤其是裂孔较大、与嵴贴附不好时气体的应用更为常见。

自Ohm(1911年)应用玻璃体腔注射气体治疗视网膜脱离至今已有百年历史,在处理某些类型的视网膜脱离中显示出它的优点,目的是利用气体的表面张力,使气泡由内向外压住视网膜裂孔,阻断液流,似塞子的作用,有利于裂孔闭合,使视网膜色素上皮与脉络膜毛细血管泵发挥作用,促使视网膜下液吸收。同时气泡可将脱离的视网膜推向视网膜色素上皮,恢复原来的贴附,气泡如熨斗那样以眼球壁为依托,将脱离的视网膜展平,当视网膜下液多,视网膜皱褶存在时注气更为适用,气泡的推压还有利于裂孔后缘翻转的视网膜伸展开来。

1. 注气适应证 由于注气后必须采取一定的头位及姿势,因此对不合作者,如儿童及身体特别虚弱者应慎用。主要适应证包括:①黄斑或后极部视网膜裂孔引起的视网膜脱离;②4:00~8:00点以上的上方视网膜裂孔;③消除环扎或外加压后出现的鱼嘴现象;④巨大裂孔或不规则裂孔;⑤放视网膜下液后的极度低眼压;⑥合并有新鲜的视网膜固定皱褶。

2. 选择气体 不伴有PVR的病例中,空气是最适合的气体,注射1~2ml通常在术后2~3天内即可吸收。伴有PVR的病例,由于牵引的作用,术后有可能再次将裂孔打开,需要足够长的时间从眼内顶压裂孔,以使冷冻粘连发挥作用(1~2周)。目前最常使用的有SF_6和C_2F_6、C_3F_8,气体吸收眼组织内氮使其膨胀,SF_6 半衰期为 4 天,眼内持续约 10 天,比空气在眼内停留时间长 2 倍,C_2F_6 半衰期为 6 天,C_3F_8 为 10 天,术后 3 天可膨胀 3~4 倍,具有长时间的内充填作用。注射气体的种类和浓度的选择,主要考虑需要气体顶压的范围,能够注入眼内的气体量和需要在眼内维持多长时间的有效顶压作用,如注射量小于 1ml,可直接抽取 0.5~1.0ml 的 SF_6 或 0.3~0.5ml 的 C_2F_6 或 C_3F_8,允许注入的量较大,宜使用混合气体如 20%SF_6,10%~15%C_2F_6、C_3F_8 较为安全。

3. 气体准备和注射方法　消毒空气可用 5ml 干燥注射器,经微孔滤过器直接抽取,膨胀气体用干燥注射器,经微孔滤过器直接从贮气的钢瓶中抽取。

注射针头必须锋利、细、短,使用 1ml 一次性注射器针头,在眼压较低时也能顺利刺入。注射部位选择角膜缘后 4mm 刺入,两直肌之间便于操作。旋转眼球使注射部位在眼球最高点,刺入时用有齿镊夹住邻近的直肌肌腱,以固定眼球作为抗衡力量,便于针头进入,进针方向宜向球内方向,避免损伤晶状体。助手可从对侧通过瞳孔,清楚地看到针头确实在玻璃体腔中,再快速注入一气泡,不移动针的位置持续向气泡内注入,以产生单一气泡。从注气开始助手用棉棒轻压眼球,以观察眼压,当最初的低眼压矫正后,注气过程要慢,当眼压达到或稍超过正常时即停止注射,用一湿棉棒轻压进针处,迅速拔出针头,由于湿棉棒上的液体封住注入孔,拔针后一般不漏气,也无需缝合。

注射结束后调整头位及体位,使裂孔在上方保证气体上浮顶压裂孔,必要时可设法通过头位改变,使气体沿视网膜面滚动,有助于展平和顶压裂孔后缘翻卷的视网膜。如存在多发气泡,可采用眼球按摩有助于其融合。

(九) 术毕眼底检查的重点

术毕将外加压的预置缝线结扎,拉紧环扎带后,应仔细检查眼底。在施行不放液术时,拉紧结扎缝线应慎重对待,由于眼压升高,拉紧缝线有时相当困难,用力不当缝线易于拉豁,以导致眼压进一步升高。正确的方法是结扎一根缝线之后,应等待几分钟以允许眼压降下来,并按摩眼球使眼球变软,再结下一针缝线。必要时前房穿刺或静脉点滴 20%甘露醇,或静脉注射 Diamox 500mg 进一步软化眼球。拉紧缝线时应认真观察眼底,一旦出现视盘色变淡,动脉出现搏动或出现视网膜中央动脉阻塞时,及时松解缝线。重点观察巩膜嵴大小、位置是否合适,裂孔贴附如何、视网膜下液是否残存,放液点有无异常,以及眼压等。

1. 巩膜嵴的位置与裂孔的关系　放液完全后易于观察。如有液体残留,视网膜裂孔与嵴有一定距离,可用棉棒或无齿镊压迫相应的嵴,以观察裂孔的前后缘是否落在嵴上。最理想的位置是环形加压裂孔应在嵴的前坡中部,放射状加压裂孔必须正位于嵴的中部,后缘需超过裂孔后缘至少 1mm,如位置有偏差应作调整。如果加压嵴位置正确、范围足够,但加压嵴太低,可重新做更大跨度的缝线,加固缝合以增高巩膜嵴。锯齿缘离断做环形加压时,其前缘应到达锯齿缘,加压中心应顶在离断的后缘,加压的两端应超过离断的两角,以确保离断的两边被完全封闭。若裂孔后缘翘起呈鱼嘴状,原为放射状加压,则在原缝线后加一对褥式缝线,必要时更换较大的加压物,如为环形加压则应将原加压物后移重新作褥式缝合或在原加压物后再加一小块硅海绵使裂孔完全平复在嵴上。为消除鱼嘴现象原则上应采取加宽或加长巩膜嵴或向玻璃体内注射气体。

2. 注意视网膜下液量及其分布　如果裂孔已封闭,裂孔以外残留视网膜下液不用处理,待其自然吸收。如裂孔处残有视网膜下液,裂孔与嵴有距离,可通过增高加压嵴,使裂孔与脉络膜接触。液体残留较多,裂孔与嵴存在较大距离,应考虑重新放液,此时如原放液点仍有液体可重新打开,并放松环扎带,轻轻按摩眼球使液体排出,否则应另选放液点。

3. 检查放液点有无异常　正常的放液点可见一小黄点,如出现小红点,或存在视网膜嵌顿,应冷冻处理,以确定是否有视网膜裂孔,若裂孔,以便按封孔处理。

4. 测量眼压　眼压控制应适当。除指测眼压之外,要注意视盘色泽、有无视乳头动脉搏动以及视网膜中央动脉阻塞征,同时询问患者有无光感。如果视盘色淡,出现动脉搏动,说明眼压高,应放松环扎带或缝线。如不宜放松环扎带时,则应作前房穿刺放液,或用高渗制剂(如 20% 甘露醇静脉点滴),直至眼底动脉搏动消失。一般巩膜嵴高低适中,裂孔贴附良好,眼压偏低可不必处理。

最后,将加压物修剪整齐,尤其是硅海绵。去除直肌牵引线,生理盐水或抗生素液冲洗结膜囊。铺平球结膜恢复至原位,上、下半圆切口紧密对合,将 3:00 及 9:00 结膜和筋膜缝合于角膜缘,剪除外露的筋膜,两侧结膜松解切口较长时,应间断缝合之。涂抗生素及 1% 阿托品眼膏,包扎患眼,以减轻结膜水肿。

(十) 术后处理

1. 眼部包扎　视网膜已复位,裂孔贴附良好者,一般无需包扎双眼。术后眼部有不同程度的不适及眼睑球结膜水肿,可作单眼包扎。巨大裂孔,上方裂孔下方仍存在视网膜下液,巩膜嵴上裂孔边缘不平者需双眼包扎。

2. 术后活动　无需绝对卧床,术后患者要尽早活动,通常手术当日静卧休息,次日即可坐起自行如厕。长期卧床及进半流食等容易发生大便秘结,食欲不振,睡眠不好,增加对眼病的过分焦虑,影响抗感染及伤口修复能力。更危险的是年迈体弱患者易并发肺部感染、心血管系统意外特别是血栓形成等严重并发症,应鼓励患者尽早活动。尽管阅读是一种眼球的快速水平运动,但并不太影响术后过程,不必硬性规定。一般患者术后 2 周至 1 个月即可恢复正常生活。我们的体会是早期活动不影响疗效,患者越早接近正常生活习惯,术后不适症状消除越快。由于患者的需要不同,护理内容亦应相应改变,主要为指导和帮助患者进行循序渐进的活动。术后机械作用直接损伤眼球是危险的,应避免持重物及头部受震动。对于巨大裂孔术后限制活动是必要的。

3. 头位　对于巨大裂孔和玻璃体腔注射气体的患者,术后保持一定的头位和体位至关重要。巨大裂孔未注气者,术后保持裂孔处于低位,便于裂孔瓣因重力沉落于嵴上,经 7~10 天色素开始包绕裂孔后,可逐渐改为正常姿势。术中、术后发现视网膜、玻璃体有出血,应保持一定头位使血流方向离开视盘黄斑部,以减少影响中心视力的机会。玻璃体腔注气者,手术即日患者应采取使气泡对裂孔起顶压的体位,裂孔处于最高位,黄斑和后极部裂孔则需面向下俯卧,或者取坐位伏于桌面或床头。下方裂孔则采用头低、脚低臀高的俯卧位。睡眠时可侧卧,严格避免平卧及飞行旅行直至气体完全吸收。

4. 饮食　术后第一餐进流食,以后逐渐恢复正常饮食。

5. 药物治疗

(1) 全身应用抗生素并不是绝对必须,但为安全起见,术后常选用广谱抗生素口服 3~4 天或肌内注射。对于手术时间长,再次手术者、糖尿病患者,术后必须应用抗生素以预防感染。

(2) 术后常可出现不同程度的眼痛,可给予口服或肌内注射镇痛剂。有些患者因术中牵拉肌肉,手术时间较长,术后可出现恶心呕吐,可给予镇静剂、止吐药,对较严重的呕吐者可暂时禁食和水,静脉补液 1~2 天多可好转。如因眼压过高引起呕吐应给予降眼压处理,如乙酰唑胺口服及高渗脱水剂,眼压仍不下降者应放出部分气体。

6. 眼部检查　术后 24~48 小时首次换药,并详细检查眼部情况,以后每日检查,如玻璃体注气者术后眼痛、呕吐重,应根据情况提前打开术眼检查。每日测视功能、眼压,用裂隙灯及间接检眼镜检查眼前节及眼底。注意观察气泡大小,密切注意眼压。

眼底观察要注意并记录裂孔是否封闭,巩膜嵴的高度与宽度以及与裂孔的关系、视网膜下液吸收情况等。术后 1~2 天内可以见到冷冻处视网膜水肿呈现轻度灰白,术后 4~7 天冷冻区视网膜出现椒盐状色素,在脱离的视网膜区域可在术后 7~10 天出现。如果脉络膜毛细血管和视网膜还没有完全被破坏,受累区域可表现为正常的厚度带点儿粉红色外观。若冷冻强度大,冷冻灶边缘出现色素块,病灶本身由于脉络膜毛细血管和神经上皮被破坏而变得很苍白且薄,但脉络膜大血管通常不受损伤。冷冻损害的最大强度需 2 周才发生。冷冻区出现的色素是由巨噬细胞堆集而成,与粘连性损害无关。

不放液术后大量视网膜下液或放液术后残存视网膜下液,术后吸收主要取决于手术结束时裂孔与巩膜嵴的关系,如果裂孔已封闭,通常术后 2 天内基本吸收,但亦有少数患者受年龄、最初视网膜下液量、高度近视眼的影响而延期吸收,这可能与视网膜色素上皮泵功能不全有关,此时不轻易再次手术。术后视网膜下液吸收后再度出现提示存在未完全封闭或遗漏的裂孔,加压嵴附近存在视网膜下液证明原裂孔未完全封闭,加压嵴周围视网膜平复而其他部位持续存在脱离,提示其他部位存在视网膜裂孔。

检查后局部滴抗生素滴眼液、皮质类固醇及散瞳剂,对术后炎症反应重者可给予对症处理,术后 5 天拆除结膜缝线,使用 7/0 或 8/0 可吸收缝线者免除拆线。

7. 出院标准 一般术后几天即可出院。简单病例可门诊手术不必住院。住院时间长短往往大多取决于社会方面及家庭护理条件,而不是出于眼科医疗需要。视网膜裂孔封闭即使残留部分视网膜下液亦可出院,对于巨大裂孔和黄斑裂孔等复杂病例可适当延长住院时间。出院前应详细检查并记录视功能及眼底情况。

8. 随访 出院后 1 周复查,以后 2 周一次,1 个月一次,其后 3 个月、半年复查一次。术后 3~6 个月验光配镜。复查时除注意检查视力、眼压和眼前段外,必须详细检查眼底,了解视网膜复位情况,有无新的变性区及裂孔存在,玻璃体的改变以及健眼眼底有无病变,以便及时处理。

第四节 视网膜脱离预防性治疗

一般来说,人群中 4%~8% 的人患有视网膜裂孔,尸检证实患有视网膜裂孔者为 2.4%~18.3%。Byer(1974 年)用双目间接检眼镜结合巩膜压迫法在 1700 人中发现 98 人有视网膜裂孔,患病率为 5.8%。北京同仁医院曾对 51 名(102 只眼)正常男性青年用同样方法进行检查,发现 5 只眼有视网膜裂孔,患病率为 4.9%。郭希让对 246 例视网膜脱离患者的对侧眼进行眼底检查,发现 45 只眼有视网膜裂孔。裂孔的发生和存在是孔源性视网膜脱离的发病原因,尽管视网膜脱离手术成功率很高,但仍有不少术后效果不满意的病例,而且视网膜脱离累及黄斑后将明显影响视功能恢复,因此治疗那些可能导致视网膜脱离的裂孔和变性即预防性治疗已被人们接受。

Lindner(1934 年)首先提到无视网膜脱离的裂孔采取适当方法以防止视网膜脱离的发生。同年,Dari Sabbadini 曾以电透热处理无视网膜脱离的裂孔。20 世纪 60 年代,激光用于眼科临床,将光凝用于预防性治疗。1963 年 Lincoff 将冷冻用于视网膜脱离手术,冷冻治疗可封闭裂孔,副作用小,推动了预防性手术的发展。但并无必要对所有裂孔和变性都进行治疗,况且预防性治疗也有一定的并发症,目前对预防性治疗的适应证尚未取得一致意见,下面所列举的适应证已被大多数学者认同。

一、适应证

预防性治疗的适应证包括:①有自觉症状的裂孔,特别是新形成的裂孔,在出现闪光感或飞蚊症 6 周以内发生视网膜脱离的危险性较大;②一眼已发生视网膜脱离,其对侧眼的视网膜裂孔;③颞上方裂孔及马蹄形裂孔、多发裂孔、大裂孔、赤道部裂孔;④无晶状体眼、人工晶状体眼、晶状体不全脱位、高度近视眼的视网膜裂孔;⑤视网膜裂孔并伴有明显的玻璃体牵拉者;⑥视网膜变性,尤其是格子样变性,进展急剧或伴有玻璃体牵拉,或变性区有裂孔存在者。此外,患者的家族史、年龄、职业、随访条件等亦应作为选择适应证时的参考。

二、方法

从激光光凝、冷冻应用于临床以后,电凝已不再采用。对于后极部裂孔,包括赤道部小圆孔,又无玻璃体改变者可选择光凝,光凝斑的边缘彼此相接,通常需两排向心的光凝斑。对于屈光间质混浊,瞳孔不能充分散大,大裂孔、大的马蹄形裂孔和周边视网膜变性、变性区裂孔等可选择冷冻治疗。马蹄形裂孔玻璃体牵拉明显者可选择巩膜外加压术或环扎术。

经结膜冷冻术（transcounjuntival cryopexy）在双目间接检眼镜直视下进行。大多数赤道部及赤道前裂孔，无需打开结膜。如一眼手术治疗，其对侧眼需预防性治疗，则可同时进行。在表面麻醉下，大多数患者能很好耐受，如需广泛或后极部冷冻时则需要球后麻醉。将冷冻头置于结膜上轻轻压陷，检眼镜下看清压陷部位后即可冷冻，冷冻处视网膜刚发灰色时即停止冷冻。如系小的视网膜裂孔，冷冻头可直接位于裂孔处，仅需一个冷冻点即能冷冻裂孔周围的视网膜。较大裂孔需要多点冷冻，冷冻一排或二排，如系视网膜变性区域，应从病灶一端开始，冷冻单排或双排，冷冻斑互相接触，避免重复冷冻或遗漏。术后点抗生素眼药水，一般可继续日常工作。避免剧烈运动。术后四或五天，出现色素沉着，2 周可形成牢固粘连。

三、并发症

光凝和冷冻均是十分安全的预防性手术，并发症少而轻，小的并发症如球结膜水肿、小片的视网膜脉络膜出血、限局性浆液性脉络膜脱离等，对预后并无影响。但黄斑皱褶、视网膜脱离等较严重的并发症也时有发生。

（一）黄斑皱褶

文献报道预防性手术后黄斑皱褶发生率，光凝者为 1%，冷冻者为 0.3%，比视网膜脱离术后发生率低得多。临床症状常为视物变形和中心暗点。黄斑皱褶的形成一般与广泛或过量凝固，以及病灶位于后极部有关。

（二）新裂孔形成

文献报道发生率为 5%~10%，可能与手术技术有关，如冷冻头未完全解冻时在眼球壁上强行移动，可致局部牵拉而致裂孔形成。

（三）视网膜脱离

发生率平均 4.2%（1.0%~13.7%），原因可能为：①预防性手术太晚；②凝固不足；③手术本身引起。非治疗区域出现新的裂孔致视网膜脱离，大多在术后几个月甚至几年才发生,治疗区域出现脱离多在术后不久发生,可能系手术本身诱发。

(四)视网膜出血

术后小片视网膜出血较常见,大量出血极少见,少量出血常自行吸收,对预后无明显影响,如系黄斑出血则可影响中心视力。

(李冬梅　魏文斌)

参 考 文 献

1. 傅守静,王景昭.应用间接立体眼底镜检查及治疗视网膜脱离.中华眼科杂志,1981,17(4):214

2. 傅守静,胡伟芳.间接立体眼底镜的临床应用.实用眼科杂志,1986,4(4):199

3. 魏文斌,王景昭.孔源性视网膜脱离误漏诊原因浅析.中华眼底病杂志,1994,10(3):188

4. 云波,魏文斌.视网膜脱离合并视网膜囊肿18例临床分析.中华眼底病杂志,1995,11(2):90

5. 陈积中.原发性视网膜脱离的鉴别诊断.临床眼科杂志,1996,4(4):250

6. 郭希让.现代视网膜玻璃体手术学.深圳:海天出版社,1997:51-63

7. 黄叔仁.临床眼底病学.合肥:安徽科学技术出版社,1994:119-136

8. 张承芬.眼底病学.北京:人民卫生出版社,1998:371-387

9. Lean JS,Gregor Z. The acute vitreous hemorrhage. Br J Ophthalmol,1980,64:469

10. DiBernardo, Blodi B, Byrne SF. Echographic evaluation of retinal tears in patients with spontaneous vitreous hemorrhage. Arch Ophthalmol,1992,110:511

11. 李绍珍.眼科手术学.第2版.北京:人民卫生出版社,1997:621-640

12. Michels RG,Wilkinson CP,Rice TA. Retinal detachment. St.Louis,MO:CV Mosby,1990:243-313

13. Lincoff H,Kreissig I. Mechanism of cryosurgical adhesion. Am J Ophthalmol,1971,71:674

14. 王景昭,傅守静.黄斑裂孔视网膜脱离术式的研讨.眼底病,

1989,5(2):120

15. 张皙.加压不放液手术治疗视网膜脱离(附153例报告).中华眼科杂志, 1982,18(6):336

16. 胡伟芳.视网膜脱离手术的放液问题.国外医学眼科学分册, 1981,5(6):349

17. American Academy of Ophthalmolgy. The repair of rhegmatogenous retinal detachment. Ophthalmology,1990,97 (11):1562

18. 刘加乘.视网膜脱离的预防性手术.国外医学眼科学分册, 1981,5(6):354

19. 傅守静.视网膜脱离诊断治疗学.北京:北京科学技术出版社,2000

20. 魏文斌.玻璃体视网膜手术手册.北京:人民卫生出版社, 2006

21. 黎晓新,王景昭.玻璃体视网膜手术学.北京:人民卫生出版社,2000

第九章 在睫状体、脉络膜脱离的诊断和治疗中的应用

第一节 睫状体脱离

从组织解剖上看,睫状体、脉络膜与巩膜的连接除巩膜突、眼底后极部和涡静脉处,其他部位贴附疏松,存在解剖学上潜在间隙。睫状体和前部脉络膜静脉粗大而丰富,有些仅由单层内皮细胞组成,静脉血流一旦受阻,血管内液体就很容易通过血管壁外渗而积蓄于睫状体和脉络膜上腔,形成睫状体或睫状体脉络膜脱离。

内眼手术如青光眼滤过手术、白内障摘除术、视网膜复位术、玻璃体手术、穿透性角膜移植术等,及眼球钝挫伤均可致睫状体脱离。睫状体脱离后晶状体悬韧带松弛,晶状体凸度增加,晶状体向前移位,可致近视和原近视屈光度数增加,调节功能减退,视力明显减退,同时,睫状上皮因手术创伤或外伤分泌房水减少,房水经睫状体上腔排出增加,眼压极低,眼球变软,前房变浅,亦可致晶状体混浊和轻微的虹膜睫状体炎及低眼压性眼底改变。

直接检眼镜和三面镜检查一般不易发现睫状体脱离,尤其是轻度睫状体脱离很易漏诊,双目间接检眼镜在睫状体脱离的诊断和治疗中,主要应用于以下几个方面:①睫状体脱离的早期诊断。在瞳孔充分散大的情况下,不用巩膜压迫法即可看见锯齿缘或者锯齿缘及睫状体平坦部,说明一定有睫状体脱离存在。在锯齿缘附近有境界不清的环状混浊带,或波纹状皱褶,以水平方向最为明显,此种形态为环状脱离。②用于睫状体脱离的随访观察,脱离的高度及范围的变化。可见其自行消失或继续存在或发展加重。③有利于低眼压性视网膜病变的诊断。因钝挫伤或

内眼手术后,往往存在瞳孔粘连,屈光间质混浊等,直接检眼镜很难看清眼底,低眼压状况下,三面镜检查亦不满意,双目间接检眼镜照明度强,立体感好,更易发现眼底的改变,如视盘充血、水肿,视网膜静脉扩张,后极部视网膜水肿,黄斑部放射状皱褶等。④对外伤性睫状体脱离,可了解脱离范围,为睫状体复位术提供直接的依据。⑤合并睫状体脱离又需行玻璃体手术时,可选择无睫状体脱离或睫状体脱离浅的部位放置灌注管,或先放睫状体上腔液体再放灌注,以免将灌注液直接灌注到睫状体脉络膜上腔。⑥抗青光眼术后睫状体脱离合并浅前房,需行手术治疗时,双目间接检眼镜检查可发现睫状体脱离程度最重的部位,并可选择脱离最高的部位切开巩膜放出睫状体上腔的液体。

第二节 脉络膜脱离

脉络膜的前端与睫状体连续处和巩膜相附着,眼球赤道部有涡静脉穿出巩膜,视盘周围有睫状动脉经巩膜进入脉络膜,这些部位脉络膜与巩膜紧密相贴,其余部分有潜在间隙,液体或血液积蓄可形成浆液性或出血性脉络膜脱离,常常合并睫状体脱离。原因主要为:①内眼手术后,包括抗青光眼滤过术、白内障摘除术、视网膜脱离手术、穿透性角膜移植术及眼外伤后的骤然眼压降低,可致血管渗透性增加,液体积聚于脉络膜上腔;②脉络膜循环障碍如后巩膜环扎术后涡静脉回流受阻,脉络膜毛细血管内流体静力学压力增加,液体渗漏;③炎症可致脉络膜血管渗透性增加。

双目间接检眼镜检查是诊断脉络膜脱离最常用的检查方法。脉络膜脱离早期,尤其是合并睫状体脱离时,不用巩膜压迫法,即可见到锯齿缘或睫状体平坦部,锯齿缘附近有带状模糊或波纹样皱褶,水平方向明显。病变进展,在眼底周边部呈现一灰褐或棕黑色,不透明且边缘清楚的限局性隆起,无波动感,表面光滑,其表面视网膜正常并无脱离,亦透不见脉络膜的正常纹理。脉络膜脱离的大小、高低、形态各不相同,可以表现为数个限局性球形隆起,更广泛者可呈半球状。由于涡静脉分隔,脉络膜脱离被分割为数个球形,球形隆起之间呈深谷状。通常鼻侧及颞侧脱离范围大,隆起度高,而上下方脱离范围较小。后极部脉络膜脱离常表现为扁平形,表面呈波纹状或放射状,线状皱褶。脉络膜脱离通常在1~2周消失,不留痕迹。如脱离时间长,眼底可遗留斑点状、颗粒状或线条样色素沉着。

双目间接检眼镜检查有利于脉络膜脱离的鉴别诊断。①脉络膜肿瘤:脉络膜脱离尤其是内眼手术后者,隆起往往很高,呈半球形突入玻璃体腔内,甚至达晶状体后方,呈深棕色,实性隆起,易误诊为脉络膜黑色素瘤,但前者为多个球形隆起,成分叶状,而后者为单个限局性隆起,另外还可结合透照试验,超声波检查相鉴别。②脉络膜脱离型视网膜脱离:使用直接检眼镜,尤其是屈光间质不清晰时,很难发现脱离的视网膜后的脉络膜脱离。双目间接检眼镜下较易发现脉络膜及睫状体脱离,并可观察药物治疗后的变化,为及时手术提供依据,同时也有利于寻找裂孔及视网膜复位手术。③葡萄膜渗漏综合征:该病早期常表现为双侧性环形脉络膜或脉络膜睫状体脱离。直接检眼镜检查常常难以发现而漏诊,双目间接检眼镜检查在充分散大瞳孔后,可发现早期轻度的脉络膜、睫状体脱离。亦有利于发现视网膜脱离,其特点是视网膜下液量多且清亮,移动度大,视网膜脱离形态与体位有关,无视网膜裂孔,双目间接检眼镜很易发现这些特点,有利于本病的诊断。

双目间接检眼镜检查是观察脉络膜脱离的临床转归及治疗方法选择的有用工具,如果药物治疗脉络膜脱离无好转,或者出现其他并发症,如脉络膜脱离球相互接触,有发生牵拉性视网膜脱离的危险,或继发青光眼,或脱离广泛累及后极部影响中心视力恢复等情况下,可在双目间接检眼镜直视下定位,在脱离最高处巩膜外切开引流脉络膜上腔液体。出血性脉络膜脱离广泛或继发青光眼眼压不能控制,则应适时选择手术,在脱离最高处切开巩膜引流脉络膜上腔积血,同时行玻璃体手术。

(魏文斌)

参 考 文 献

1. 黄叔仁.临床眼底病学.合肥:安徽科学技术出版社,1994:132-133

2. 李凤鸣.眼科全书(第七卷).北京:人民卫生出版社,1996:2201-2205

3. 魏文斌,徐尧南.视网膜脱离术后脉络膜脱离.临床眼科杂志,1994,2(3):184

4. 夏文琴.脉络膜脱离.国外医学:眼科学分册,1983,7:225

5. 李志辉,张淑芳.钝伤性睫状体脱离的治疗.中华眼科杂志,1985,21(2):78

6. 魏文斌,杨文利,王景昭.驱逐性脉络膜上腔出血的手术处理.中华眼科杂志,1998,34(6):408-410

7. 魏文斌.同仁眼科手术笔记.北京:中国科学技术出版社,2004

在增殖性玻璃体视网膜病变
(PVR)诊断和治疗中的应用

第一节　增殖性玻璃体视网膜病变概述

一、命名

增殖性玻璃体视网膜病变(proliferative vitreoretinopathy，以下简称 PVR)是视网膜脱离的严重并发症和手术失败的重要原因。以前对此现象认识不清，曾被认为是玻璃体收缩所致。1965 年 Cibis 称其为广泛性玻璃体收缩(massive vitreous retraction，MVR)。以后由于认识到视网膜表面有膜形成，故又有人称之为广泛性视网膜前收缩(massive preretinal retraction，MVR)。1975 年 Machemer 等人发现视网膜表面和下面均可有增殖性膜形成，故称之为广泛性视网膜周围增生(massive periretinal proliferation，MPP)；此后，进一步研究认识到该增殖膜来源于视网膜色素上皮细胞(RPE)和胶质细胞的增生。1983 年美国视网膜协会术语委员会首次将该病理现象称为增殖性玻璃体视网膜病变(PVR)，意即发生于玻璃体内和视网膜周围的一种增殖性病变。

二、发病机制

PVR 实质上是眼组织对损伤进行修复的一种表现形式。发生孔源性视网膜脱离时，视网膜色素上皮细胞等发生移位，进入视网膜下腔、或通过视网膜裂孔迁徙至玻璃体腔内，进而附着于视网膜内外表面、脱离的玻璃体后皮质表面等组织界面上，在多种因子的作用下发生增殖，形成可收缩的细胞性膜，最终导致 PVR 的形成。炎症损伤还造成血-视网膜屏障破坏，纤维连接蛋白（fibronectin）和血小板源性生长因子（platelet-derived growth factor，PDGF）等血清成分的出现也促进膜的形成稳定。目前已知参与 PVR 形成的细胞类型有视网膜色素上皮细胞、胶质细胞、成纤维细胞、巨噬细胞等。视网膜巨大裂孔、冷凝、脉络膜脱离等是发生 PVR 的临床危险因素。

三、临床表现

PVR 的不同发展阶段产生不同的临床表现，通常由早期（轻度）到晚期（重度）可依次表现为：①玻璃体内出现烟灰样棕色颗粒和灰色细胞团，此为增殖前期和早期的表现；随着病变发展玻璃体混浊逐渐加重。②视网膜僵硬和皱褶形成，细胞性膜的形成使视网膜活动度降低、出现不规则皱纹，血管扭曲或伸直。膜的限局性收缩致典型的星状皱褶形成，裂孔卷边亦是膜收缩的表现之一。由于重力的作用，增殖性细胞较易沉积于下方视网膜表面，故下半部视网膜为 PVR 的易发部位。③牵拉性视网膜脱离的形成，广泛严重的增殖性膜收缩造成视网膜皱褶进一步范围扩大、加深和固定，使单纯孔源性视网膜脱离最终变为牵拉性视网膜脱离。

第二节　双目间接检眼镜在 PVR 诊断中的应用

双目间接检眼镜为全面、准确、立体地了解视网膜脱离及其所伴随的增殖性病变的情况提供了极为有效的手段；在屈光间质清晰度许可的情况下，根据病史、眼底检查所见，结合有关 PVR 分级标准，可对视网膜脱离的范围、性质、增殖性病变的程度（分级）等作出明确的诊断。初学者易将新近发生的，呈广泛球形隆起而遮蔽视盘的视网膜脱离误认为是增殖所致的闭合漏斗状脱离。因此，深刻理解 PVR 不同发展阶段的临床病理学意义是准确把握复杂性视网膜脱离的增殖性病变程度的关键所在。

一、PVR 临床分级、分类方法

为便于对不同病例及治疗效果进行统一的评价,有必要制订一个统一标准对 PVR 的病变程度进行描述和记录。目前国际上广泛采用的是 1983 年视网膜协会提出的 PVR 分级法(表 10-1)。该分级法根据双目间接检眼镜下所见增殖性病变的严重性及所伴视网膜脱离的程度将 PVR 分为 A、B、C、D 四级;其中 A 级为轻度增殖,但非 PVR 所特有;B 级为中度增殖,为增殖膜初步形成;C 级为显著增殖,视网膜出现全层固定皱褶;D 级为广泛增殖,膜收缩致视网膜脱离呈漏斗状。

表 10-1 PVR 分级法(1983 年)

分级	特征
A	玻璃体烟雾状或色素性混浊
B	视网膜内表面的皱纹、裂孔卷边,血管扭曲
C	视网膜全层的固定皱褶
C1	病变范围不超过 1 个象限
C2	病变范围不超过 2 个象限
C3	病变范围不超过 3 个象限
D	视网膜全层固定皱褶达到 4 个象限、脱离呈漏斗状
D1	宽漏斗
D2	窄漏斗
D3	闭合漏斗

上述分级法主要描述赤道部之后的增殖性病变。随着 PVR 手术治疗的不断进展和对 PVR 临床研究的日益深入,前部 PVR 的概念逐渐受到重视。临床上一般将位于赤道部以前的增殖性玻璃体视网膜病变称为前部 PVR,此时增殖性病变以玻璃体基底部后缘为中心,累及基底部本身、脱离的玻璃体后皮质及其附着点后方的视网膜,其病理表现包括发生于赤道部之前的限局、弥漫或环形的视网膜全层皱褶,视网膜下增殖条带,视网膜向前移位,玻璃体浓缩等。1989 年美国硅油研究组曾为进行硅油多中心研究提

出了一个分别描述前部 PVR 和后部 PVR 的分级法；1991年 Machemer 等人在总结以往分级法的基础上,为美国视网膜协会提出了一个新的 PVR 分级法,但由于其使用方法较为复杂,目前尚未得到普遍应用。该分级法中取消了1983年分级法中的 D 级,而将 C 级 PVR 分为前部、后部 PVR 进行分别描述(表 10-2),共分为 5 种收缩类型(表 10-3)。

表 10-2 PVR 新的分级法(1991 年)

分级	特征
A	玻璃体雾朦不清,色素团块,下方视网膜表面色素簇集
B	视网膜内表面皱纹、僵硬,血管扭曲,裂孔卷边或边缘不规则,玻璃体活动度降低
CP1-12	位于赤道部之后的局限、弥漫或环形视网膜全层皱褶 *、视网膜下条带 *
CA1-12	位于赤道部之前的局限、弥漫或环形视网膜全层皱褶 *、视网膜下条带 *、玻璃体基底部前移位 *、浓缩的玻璃体条带

* 用 1~12 个时钟钟点数记录受累的视网膜范围

表 10-3 C 级 PVR 的收缩类型

类型	部位(赤道为界)	特征
1 型(局限型)	后	玻璃体基底部之后星状皱褶
2 型(弥漫型)	后	玻璃体基底部之后融合的星状皱褶,视盘可不见
3 型(视网膜下型)	后 / 前	近视盘的环形条索、线样条索或虫蚀样薄膜
4 型(环形收缩型)	前	沿基底部后缘的收缩伴视网膜向中央移位、周边部视网膜牵引、后部视网膜放射状皱褶
5 型(前移位型)	前	基底部被增殖组织拉向前方,周边部视网膜沟槽形成,睫状突可被牵引、或膜覆盖,虹膜可后退

上述 C 级 PVR 的各种病变的范围均以受累的时钟钟点数来表示,例如:CP-6,1-1,2-2,3-4 表示赤道后增殖范围达 6 个钟点,其中 1 型(局限型)占 1 个钟点,2 型(弥漫型)2 个钟点,3 型(视网膜下型)4 个钟点;CA-9,4-6,5-3 表示赤道前增殖范围达 9 个钟点,其中 4 型(环形收缩)占 6 个钟点,5 型(前移位)占 3 个钟点。黄斑部的局限性收缩记录为 1 个钟点。

客观地说,上述两种分级方法在临床应用中各有优缺点。1983 年的分级法已广为熟知,使用时较为直观、简单明了,但缺少对前部 PVR 的描述,因而不够全面;1991 年的新分级法突出了前部 PVR 的重要性,完善了对 PVR 的认识,但记录方法较为烦琐,临床应用不够方便。美国硅油研究组 1996 年的报道指出:同时描述前部 PVR 和后部 PVR 的严重性,对复杂性视网膜脱离的视力及眼压预后有实用价值。故在目前情况下,应合理采用上述两种分类方法对 PVR 进行全面的描述。

二、PVR 分级时注意事项

A 级病变不是 PVR 特有的表现,故在新近发生的视网膜脱离眼内通常不作 PVR 分级的诊断。病程稍久者,应注意玻璃体浓缩情况、视网膜表面及裂孔处的变化;出现裂孔变硬、卷边或后瓣翻转固定者,即是 B 级的表现;此时可有视网膜内表面的细小皱纹及血管扭曲,视网膜脱离的大致形态亦是平滑的,并仍具有一定的活动性。当增殖性病变进一步发展,便可出现 C 级 PVR 的明确表现:视网膜活动度明显下降,视网膜表面出现星状或片状融合的固定皱褶,视网膜脱离程度增加或向视盘处收缩。对 C 级病变者,尤应注意在瞳孔散大情况下全面观察眼底,一方面根据病变的范围按累及象限数记录 C1、C2……另一方面,结合应用巩膜压迫器,根据眼底全面检查所见来判断前部 PVR 的情况。

三、PVR 分类时注意事项

双目间接检眼镜在 PVR 诊断中的一个重要作用是对

前部 PVR 的判断。已知前部 PVR 主要造成玻璃体基底部和周边部视网膜向前移位，和(或)周边部视网膜向心收缩，典型者可表现出：①赤道部之前视网膜脱离的隆起度较高，向玻璃体基底部方向延伸，甚至接近晶状体小带附近，用巩膜压迫法检查时不易暴露出锯齿缘，或见此处视网膜皱褶，此现象多为前移位所致；赤道部之后的视网膜有被向前牵拉的感觉。②赤道部之后的视网膜呈放射状走向的皱褶，赤道部视网膜向玻璃体中央方向移位，赤道部之前的视网膜则有被绷紧的感觉，此现象多为环形收缩所致。以上表现常常提示前部 PVR 的存在。

除了前部 PVR 这一特殊临床表现之外，视网膜下增殖性病变亦应引起重视。此类病变常见于长期视网膜脱离眼，病变轻者有时并不伴有明显的视网膜前表面的增殖（即前膜），病变重者则在广泛视网膜前膜收缩的同时，加重视网膜脱离的隆起度或漏斗的深度。此类病变大多呈线条状或虫蚀条带状，色棕黄，视网膜血管爬行其上，该处视网膜可呈"晾衣绳"样表现；位于视盘周围的视网膜下增殖条常呈环形，此处视网膜则表现为"餐巾环"样，增殖环收缩严重者造成闭合状漏斗的表现，此时应注意与视网膜前膜收缩所致的闭合状漏斗相鉴别。

第三节 双目间接检眼镜在PVR 治疗中的应用

一、术式选择

应用双目间接检眼镜全面了解视网膜脱离所伴 PVR 的严重性是正确选择手术方式的重要根据。合并 A 级和 B 级的视网膜脱离通常可采用常规手术方法(巩膜扣带／环扎术)进行治疗，某些合并 C1 级 PVR 者(如局限的星状皱褶、无明显张力的视网膜下条索等)亦可应用常规手术方法；除此之外的 C 级 PVR、D 级 PVR、前部 PVR 只有应用玻璃体视网膜手术方能得以有效治疗。

常规视网膜复位手术，详见有关章节。通常玻璃体切除手术中不使用双目间接检眼镜,但在单纯玻璃体混浊、黄斑前膜或黄斑裂孔等简单的玻璃体切除手术完成之后,也可应用双目间接检眼镜对周边部眼底进行检查,以及时发现可能产生的医源性视网膜裂孔。此步骤可在去除灌注头之后进行,亦可在去除灌注头之前进行,此时因有灌注头的存在,应用巩膜压迫法检查时应轻压眼球,以免眼压过低,同时在牵拉眼球时应注意保持灌注头位置和方向的稳定,以免损伤晶状体或周边部视网膜。

二、玻璃体手术后的眼底观察

对 PVR 眼的视网膜脱离,手术治疗的一个重要方法是眼内填充物的应用,以实现视网膜长期稳定的复位。目前常用的眼内填充物有长效气体(包括 SF_6、C_2F_6、C_3F_8 等)和硅油。玻璃体视网膜手术的另一个重要方法是过氟化碳液体(重水)或重硅油(氟化硅油)的应用,术中利用其高比重的特性来辅助视网膜的复位。上述眼内填充物由于其表面张力的作用,在眼内与眼组织液之间形成界面,成为玻璃体手术后眼内的一种特殊表现。在术后观察视网膜复位等情况的同时,识别和判定上述填充物的状态,是玻璃体手术后眼底检查的任务之一,因此,充分了解在双目间接检眼镜下眼内各种填充物的特定表现,是眼科医师必须掌握的基本功。

(一) 眼内气体的表现

玻璃体腔内的气体,在裂隙灯显微镜检查时,表现为晶状体后白色亮的反光,当气体不完全充满时,可表现出一个凹面向上的弧形界面,随眼球向上、下转动而移动。在应用双目间接检眼镜检查眼底时,由于气体和液体的屈光指数不同,通过气体(气泡)所看到的眼底像较小(即放大倍数小)。有时,当气体不完全充满时,为了观察上方某个钟点位的视网膜情况,可让患者头部倾斜使该部位尽可能处于水平位,从而避开气泡的遮挡。

眼内长效气体填充时,由于不同气体的膨胀倍数不同,术后某一时间气体在眼内残留的体积亦不同;为便于掌握不同气体在眼内的作用效果,除了应在双目间接检眼镜下识别好气体的量,还应熟悉各种气体的物理特性。现将几种常用气体的眼内特点列表如下(表10-4)。

表10-4　眼内气体的特性

气体	最大膨胀体积	最大体积时间	完全吸收时间
空气	0	即刻	5~7 天
SF$_6$	2 倍	24~48 小时	11~14 天
20%SF$_6$	0	即刻	11~14 天
C$_3$F$_8$	4 倍	48~72 小时	30~40 天
18%C$_3$F$_8$	0	即刻	30~40 天
C$_2$F$_6$	3.3 倍	48~72 小时	30~35 天

(二) 眼内硅油的表现

硅油因其屈光指数与水接近,双目间接检眼镜下观察眼底时不造成影像的倍数变化。当硅油填充不充分时,因其比重较水略轻,患者站立位时可在双目间接检眼镜下观察到下方玻璃体腔内硅油—液体界面,凹面向上,由下方瞳孔缘的后方斜向后下方;重硅油充填时,上方往往可见界面。当患者由站立位变为平卧位时,眼内液体流向后极部,此时在后极部可看到硅油离开视网膜表面时形成一条不规则光学界面,由中周部缓慢移向视盘方向而消失,此为眼内硅油填充不充分的可靠证据。当硅油填充充分时,若无乳化现象,常不易发现硅油存在,细心观察则可在较隆起的巩膜环扎嵴的后缘看到一发亮的界面反光,这是由于硅油表面张力不如气体大,对环扎嵴后缘凹陷处不能充分顶压(即紧密接触)而出现了可见的界面。

(三) 眼内"重水"的表现

"重水"是氟碳液体的俗称。通常仅在术中使用,为避免发生视网膜毒性作用,手术结束前应将其完全取出。术后残留的少量"重水",患者平卧位时在双目间接检眼镜下的表现极似荷叶上透明的露珠,随眼球转动而在后极部视网膜表面滚动。玻璃体腔内残留少量"重水"对视网膜不会造成明显毒性损害,有时随时间久而消失;残留量较多时,无晶状体眼可通过低头使"重水"流入前房,再作下方周边前房穿刺放出。需要注意鉴别的是"重水"是否位于视网膜下,此时可用如下可靠方法判定:患者平躺,双目间接检眼镜下看清眼底的"重水"珠,嘱患者转动眼球,使"重水"珠向视盘移动,若能使"重水"与视盘重叠,则"重水"肯定位于视网膜之前。

(刘 武)

参 考 文 献

1. Havener WH. Massive vitreous retraction. Ophthalmic Surg Laser, 1973,4:22

2. Machemer R,Laqua H. Pigment epithelium proliferation in retinaldetachment(massive periretinal proliferation). Am J Ophthalmol,1975,80:1

3. The Retina Society Terminology Committe. The classification of retinal detachment with proliferative vitreoretinopathy. Ophthalmology,1983,90:121

4. Vinores SA,Campochiaro PA,Conway BP. Ultrastructural and electron-immunocyto-chemical characterization of cells in epiretinal membranes. Invest Ophthalmol Vis Sci,1990,31:14

5. Cowley M,Conway BP,Campochiaro PA,et al. Clinical risk factors for proliferative vitreoretinopathy. Arch Ophthalmol,1989,107:1147

6. Lean JS,Stern WH,Irvine AR,Azen SP for the Silicone Study Group. Classification of proliferative vitreoretinopathy used in the Silicone Study. Ophthalmology,1989,96:765

7. Machemer R,Aaberg TM,Freeman HM,et al. An updated classification of retinal detachment with proliferative vitreoretinopathy. Am J Ophthalmol,1991,112:159

8. Lean JS,Azen SP,Lopez P,et al. The prognostic utility of the Silicone Study classification system. Arch Ophthalmol,1996,114:286

第十一章

在糖尿病视网膜病变诊断和治疗中的应用

中国人糖尿病的发病率逐年增加,作为糖尿病的主要微血管并发症之一,糖尿病视网膜病变在全球范围内,已经成为工作年龄段人群的首位致盲原因。最近对糖尿病视网膜病变全球发病率及危险因素的研究中,在包括北京眼病研究在内的 35 个以人群为基础的流行病学调查里,糖尿病视网膜病变在糖尿病人群中的整体发病率高达 34.6%、增殖性糖尿病视网膜病变发病率为 6.96%、糖尿病黄斑水肿发病率为 6.81%。另一方面,糖尿病视网膜病变的发生与其病程具有明显的相关性,早期发现早期干预,可以显著改善患者的视力预后。因此,无论从患者个体的生存质量和经济负担,还是从国家公共卫生的战略角度看,糖尿病视网膜病变的防治刻不容缓。

评价糖尿病视网膜病变的发生、发展、治疗及疗效最简单有效的方法就是定期检查眼底,无论是医院检查、社区筛查,还是流行病学调查,因双目间接检眼镜体积较小、容易携带、高效方便,极具实用价值。以下简述该方法在糖尿病视网膜病变诊断和治疗中的应用。

第一节　在糖尿病视网膜病变诊断中的应用

一、使用双目间接检眼镜的优越性

与过去常用的直接检眼镜相比,双目间接检眼镜检查糖尿病视网膜病变具有显著的优越性,可概括为观察准确、使用方便。一般来说糖尿病视网膜病变累及眼底范围多比较广泛,以直接检眼镜检查时不但费时费力,而且由于其检查视野较小,容易将病灶遗漏。而双目间接检眼镜检查往往一目了然,当使用 +20D 物镜和 +28D 物镜时,其检查视野可分别达 37° 和 55°,只要患者直视前方,即可轻易地看清后部眼底,并且具有立体感。特别重要的是双目间接检眼镜照明强,当屈光间质不清晰时,对糖尿病视网膜病变的诊断具有独特的优势。糖尿病视网膜病变多累及眼底后极部,但也有部分患者以周边部病变为主,表现为周边部微血管瘤、大片的无血管区以及视网膜新生血管,而后极部眼底表现相对正常,如果单纯依靠直接检眼镜非常容易漏诊。另一方面,由于糖尿病的影响,糖尿病患者白内障发生更早、进展更快,一般比正常人群白内障成熟的年龄提早约 10 年。不仅如此,糖尿病患者白内障手术后炎症反应相对较重,虹膜如发生后粘连则瞳孔难以散大,加之人工晶状体的反光及后发性白内障的影响,此时应用间接检眼镜检查优势更明显。再者,糖尿病患者合并玻璃体星状变性并非少见,利用间接检眼镜的高照明度,可能透过星状小体看清眼底。此外,糖尿病患者可以发生多系统并发症,如导致周围神经病变,患者行动不便甚至无法保持立位;如导致肾功能不全甚至需血液透析等情况,此时无法行荧光素眼底血管造影检查,或者患者本身对造影剂过敏,此时应用双目间接检眼镜对眼底病变检查和分期就是不二选择。对于增殖期糖尿病视网膜病变的患者,往往合并有不同程度的玻璃体积血机化、视网膜出血、视网膜脱离等病变,以致屈光间质不清晰,必须借助双目间接检眼镜较强的照明和广阔的视角,才能准确辨别病变的程度、部位以及与毗邻组织的关系等。此外使用双目间接检眼镜时,与患者通常有一臂的距离,无论坐位还是站位均可保持稳定的检查姿势,不易疲乏,这也是使用双目间接检眼镜的方便之处。

二、检查方法

与常规的双目间接检眼镜操作无异,但是在门诊常规对糖尿病患者进行眼底检查时多让患者处于坐位,因为糖尿病视网膜病变与某些眼底病变如孔源性视网膜脱离有所不同，眼底远周边部的病灶相对较少，因此检查时需要巩膜压迫操作不多，更便于坐位检查，特别适合于对糖尿病患者的眼底病变进行普查。同时，如果糖尿病视网膜病变合并玻璃体积血，由于重力的影响，坐位时血液下沉，有利于上方视网膜病变的观察。初学双目间接检眼镜时往往对坐位检查和眼底图的绘制感到棘手，甚至因此放弃了双目间接检眼镜的使用，为此重点论述坐位时的检查方法。

充分散大瞳孔。一般采用复方托吡卡胺等快速散瞳剂。糖尿病患者瞳孔不易充分散大，有时需频点散瞳剂，或加用强力散瞳剂，如阿托品等。

戴双目间接检眼镜，调节瞳距、照明亮度及光圈。桌上准备绘制眼底图的笔、纸。

左手示指和拇指持物镜(+20D 或 +28D)，镜面凸面较小侧(即有金属光圈者)朝向患者，以环指和中指分别支撑于被检眼的上下睑，一方面起支持作用，同时借此分开上下睑，尽量完整暴露角膜。当然也可以左手持物镜，右手协助分开被检眼的上下睑，这样的优点是便于暴露眼睑，缺点是不能解放右手，无法同时绘图或进行其他操作。

调整检查者头位，将双目间接检眼镜上的头灯发出的光斑经物镜、被检眼角膜投射到眼底，注意要保持检查者的视线、目镜、物镜、被检眼的瞳孔和所查眼底部位于一条直线上，而且物镜所在的水平面和光线应尽量呈垂直角度。医患双方相距约一臂距离。并嘱患者双眼同时睁开，朝某一方向固视，以便眼位保持稳定。

检查顺序：先让被检眼正视前方，稍微前后移动头灯，调整检查者头位，直到看清被检眼的后部眼底，包括视盘、上下血管弓、黄斑等结构；然后嘱患者向上、鼻上、鼻侧、鼻下、下、颞下、颞侧和颞上各方向转动眼球(也可按照检查者的习惯逐象限地检查)，若患者眼位不易配合，则可让患者伸出手并注视手的方向，手随着检查方向的改变而移动，以引导被检眼眼位的改变。检查者配合自己的头位移动可观察到接近周边的眼底，例如欲查患者右眼的颞侧周边眼底,既要让患眼向颞侧注视,同时检查者的头位也向右侧略倾斜,使得双目间接检眼镜下的视野尽可能朝患眼的颞侧周边眼底移动。在检查时检查者左手协助支撑眼睑的手指帮助被检者眼睑开闭,以湿润角膜。

画眼底示意图:只要能清楚地观察到眼底的形态,画眼底图并不困难。将事先画好眼底基本结构图翻转倒置,画图的原则为"所见即所得",即在检眼镜下看到哪个方位就在此倒置的图中相应的方位描绘。以右眼为例,因获得的是眼底倒像,故上下左右方向均相反。完成后将图翻转即可。

三、糖尿病视网膜病变在双目间接检眼镜下所见

凡是在直接检眼镜下所能见到的病变在双目间接检眼镜下均能更生动地反映出来。包括玻璃体积血、视网膜微血管瘤、视网膜前出血、视网膜浅层及深层出血、硬性渗出、棉絮斑(软性渗出)、静脉串珠样改变、视网膜内微血管异常、黄斑水肿、新生血管和纤维组织增生、视网膜脱离、视神经病变等等,根据眼底所见对其病变程度进行分期。糖尿病视网膜病变曾有多种分期方法,1985 年我国制订了糖尿病视网膜病变 6 级分期标准,至今眼科临床仍在沿用。2003 年 Wilkinson 等提出国际糖尿病视网膜病变和糖尿病黄斑水肿严重程度临床分级建议,国内现也广为采用。必须注意这两种分期标准均根据检眼镜下所见,不包括荧光素眼底血管造影的表现,因此熟练掌握双目间接检眼镜检查技术,无疑将非常有益于准确分期。

双目间接检眼镜视野范围大,可轻易地发现后极部以外的各种病变,因为有些病变对于分期和治疗具有决定性,如棉絮斑意味着明确的毛细血管缺血闭塞形成;新生血管的出现意味着增殖期的来临,需及时进行视网膜光凝等治疗。双目间接检眼镜另一个特点是观察时具有立体感,利用这一特点对鉴别一些易混淆的病变特别有利,如在增殖期阶段,新生血管生长往往穿过内界膜,超过视网膜平面,突出至玻璃体腔,此时以双目间接检眼镜可以很

清楚地观察到。此外当视网膜表面有增殖膜形成后,在膜上往往有新生血管,有时与迂曲的视网膜小血管相似,甚至膜上有孔,其形态和从孔中透见的红色眼底与孔源性视网膜脱离时见到的裂孔相像,应用双目间接检眼镜就能很容易地加以辨别。出现局限性或弥漫性黄斑水肿时,在双目间接检眼镜下非常清晰地显示出黄斑区隆凸的水肿形态,做出定性判断,此时再结合黄斑区 OCT 检查,将能做出黄斑水肿程度的定量判断。当增殖严重或牵拉性视网膜脱离明显时,屈光间质往往比较混浊,此时只有采用双目间接检眼镜才能最大限度地对眼底进行观察。

糖尿病视网膜病变虽然是临床常见病,但也需要注意和视网膜中央静脉阻塞、放射性视网膜病变等鉴别。此外糖尿病视网膜病变双眼严重程度差别一般不超过 2 期,如果糖尿病患者一只眼发生了玻璃体积血或视网膜新生血管,而另一只眼没有或只有轻度的眼底改变,要警惕玻璃体积血未必是糖尿病视网膜病变造成,有可能是视网膜分支静脉阻塞等疾病导致,通过间接检眼镜仔细寻找蛛丝马迹,可能会发现血管阻塞、血管白鞘等体征,避免误诊。

第二节　在糖尿病视网膜病变治疗中的应用

一、选择治疗方法的重要依据

并非糖尿病视网膜病变患者都需要行荧光素眼底血管造影检查,应用双目间接检眼镜检查时,若仅见视网膜微血管瘤、硬性渗出或小片视网膜出血,则可在控制血糖的基础上,定期眼科随诊,监测眼底病变的变化。而若看到有棉絮斑或新生血管形成时,需进一步进行荧光素眼底血管造影,以确定无灌注区的范围和新生血管的发生发展情况。当发生有临床意义的黄斑水肿时,可进行早期激光,或联合抗血管内皮细胞生长因子(VEGF)药物治疗,以降低持续性黄斑水肿的发生率,减少视力严重下降的危险。如果处于增殖前期和增殖期,则需尽快进行全视网膜光凝

（屈光间质尚清晰）或冷冻治疗（玻璃体积血、严重混浊）。当玻璃体积血日久未吸收或增殖机化严重、发生牵拉性视网膜脱离时需要进行玻璃体视网膜联合手术。

二、应用激光间接检眼镜治疗糖尿病视网膜病变

激光间接检眼镜就是将激光击射装置与双目间接检眼镜合为一体,应用于屈光间质欠清又需要全视网膜光凝以及年老体弱、残疾人,或者无法配合而需在全身麻醉下进行治疗的儿童,是常规激光治疗的重要补充。北京同仁医院对伴有一定程度屈光间质混浊的,不能进行常规光凝治疗的糖尿病视网膜病变以激光间接检眼镜进行光凝治疗,其使用功率为 0.3~0.6W,时间为 0.25~0.55 秒,光斑为 400~500μm,光凝反应为Ⅱ级,共 2000~2500 点,分 3~4 次完成,结果显示 74% 的病例中新生血管全部退行。

三、手术中及术后的应用

常用于以下情况:①在玻璃体切除术中,检查视网膜周边部有无裂孔,可用双目间接检眼镜辅助观察;当在手术接触镜下对于周边裂孔处理不便时,也可在双目间接检眼镜直视下进行视网膜裂孔冷冻。②如果发生新生血管性青光眼,而眼底又不能看清的增殖性糖尿病视网膜病变时,可在间接检眼镜的辅助下行视网膜冷凝术。③在糖尿病视网膜病变的玻璃体手术中常应用惰性气体或硅油充填,术后需要补充光凝时困难极大,一是屈光间质不清楚,二是术后伤口愈合不完全,不适于进行三面镜检查。此时利用双目间接检眼镜照明光强和不接触患眼的特点,可顺利地进行术后检查或术后补充光凝。

（张永鹏）

参 考 文 献

1. Shaw JE, Sicree RA, Zimmet PZ. Global estimates of the prevalence of diabetes for 2010 and 2030. Diabetes Res Clin Pract, 2010, 87: 4-14

2. Yang W, Lu J, Weng J, et al. China National Diabetes and Metabolic Disorders Study Group. Prevalence of diabetes among men and women in China. N Engl J Med, 2010, 362:1090-1101

3. Klein BE. Overview of epidemiologic studies of diabetic retinopathy. Ophthalmic Epidemiol, 2007, 14:179-183

4. Jau JWY, Rogers SL, Kawasaki R, et al. Global prevalence and major risk factors of diabetic retinopathy. diabetes care, 2012, 35:556-564

5. 张承芬. 眼底病学. 第 2 版. 北京:人民卫生出版社, 2010:260-261

6. 第三届全国眼科学术会议. 糖尿病性视网膜病变分期标准. 中华眼科杂志, 1985, 21:113

7. Wilkinson CP, Frederick LF, Klein RE, et al. Global Diabetic Retinopathy Project Group:Proposed international clinical diabetic retinopathy and diabetic macular edema disease severity scales. Ophthalmology, 2003, 110:1677

8. 卢宁, 王光璐. 二极管激光治疗糖尿病性视网膜病变的临床观察. 中华眼底病杂志, 1996, 12:111-113

在眼底肿瘤诊断和
治疗中的应用

第一节　视网膜肿瘤

一、视网膜母细胞瘤

视网膜母细胞瘤（retinoblastoma）是学龄前儿童最常见的眼内恶性肿瘤。发病率约为人群中的百万分之一，约75%的病例见于3岁以下婴幼儿，双眼患者占25%~30%，双眼患者比单眼患者发现早，前者于出生后10~14个月被发现，后者为出生后31个月被发现，双眼发病前后相差2个月~10年。40%为遗传性，非遗传性占60%。

（一）早期诊断

随着医学科学的不断发展，早期诊断，及时合理治疗，死亡率逐渐降低。双目间接检眼镜的应用有利于视网膜母细胞瘤的早期诊断。肿瘤可起始于眼底的任何部位，但多数位于赤道部以后或后极部。常因瞳孔区有黄白色反光如"白瞳孔"或称"猫眼征"以及斜视才被发现而就诊。

临床上常分为四期，即眼内生长期、青光眼期、眼外蔓延期和全身转移期。其形态有孤立型和弥漫型。

发病初始阶段，眼底可见淡白色或黄白色斑块状实性隆起，随着肿瘤增长可表现为白色或粉白色的实性肿物，表面可有视网膜血管越过或有血管进入肿物。表面可凹凸不平或光滑，大多富有扩张成瘤状的新生血管。肿瘤突破视网膜内界膜向玻璃体内生长，由于肿瘤细胞生长时缺乏黏合力，其表面呈疏松的颗粒状，瘤组织碎片可脱落、种植或播散于玻璃体腔内，双目间接检眼镜下可见干酪状或"豆渣样"块状玻璃体混浊或种植于视网膜表面，有别于

"眼内炎"的絮状或尘状玻璃体混浊。亦可形成假性前房积脓或在虹膜表面形成结节。肿瘤细胞向视网膜深层生长,在视网膜神经上皮及色素上皮之间形成一个或数个灰白色境界不清的病灶,其表面有视网膜血管行走,小的肿物直接检眼镜常难以发现,双目间接检眼镜有良好的立体感,可透过脱离的视网膜发现较小的肿瘤,有时可见钙化斑,肿瘤发展可致非孔源性视网膜全脱离。

(二) 对侧眼的检查

有 25%~30% 的患者双眼患病,常常见到一眼因"猫眼征"就诊,确诊为视网膜母细胞瘤,对侧眼散瞳检查则发现眼底有小的肿瘤。因此对于患儿应双眼充分散大瞳孔,最好在全麻下,应用双目间接检眼镜结合巩膜压迫法详细检查双眼眼底,尤其是周边部眼底,有利于发现小的肿瘤和早期治疗。

(三) 鉴别诊断

儿童瞳孔内有黄白色反光即"猫眼征"者除视网膜母细胞瘤外,还应与 Coats 病、早产儿视网膜病变、永存原始玻璃体增生症、眼内炎、先天性脉络膜缺损、大片视网膜有髓神经纤维、家族性渗出性玻璃体视网膜病变等相鉴别。双目间接检眼镜检查是以上几种疾病相鉴别的最基本的检查手段,对于绝大多数病例均可做出正确诊断。

1. Coats 病 多在 3~5 岁以后发病,男性多见。玻璃体无明显改变,眼底任何部位出现大片黄色不规则的视网膜类脂样渗出,可稍隆起,多位于视网膜血管下面,浓厚者偶尔可遮盖血管,在渗出的表面和附近常有深层出血和发亮的点状胆固醇结晶。黄斑常有水肿和渗出,呈星芒状和斑块状。常有显著的视网膜血管改变,如小动脉球形或梭形瘤样局部扩张,血管管径不规则,白鞘,短路交通支形成或新生血管,以及粟粒状动脉瘤。异常血管周围可见黄色渗出呈环形排列。视网膜渗出加重,可致渗出性视网膜脱离。双目间接检眼镜下很易区别有无实性肿物,一般均能做出正确诊断。

2. 早产儿视网膜病变(retinopathy of prematurity, ROP) 是未成熟或低体重出生婴儿的增殖性视网膜病变,双眼受累,早期表现为眼底周边部视网膜新生血管,以后有纤维增殖,收缩牵拉可致视网膜脱离,纤维血管性增殖可向玻璃体内发展,最终可致漏斗状视网膜脱离。

3. 永存原始玻璃体增生症(persistent hyperplasia primary vitreous,PHPV) 常为单眼,出生后即可被发现,晶状体后有致密膜样混浊,双目间接检眼镜下可见自视盘至晶状体后有一束粗细不一,中央较致密,周围较薄的纤维血管膜,视网膜上无肿物,诊断并不难。

4. 眼内炎 常因"猫眼征"而就诊,多有眼前节、玻璃体及视网膜的炎症表现,眼底除玻璃体混浊外无实性肿块,但严重眼内炎时需借助超声波检查以鉴别。

(四)治疗

随着医学科学的发展,对视网膜母细胞瘤的治疗方法不断改进。对于大多数肿瘤已较广泛者只能用眼球摘除术治疗,但对于小的肿瘤或仅存一只眼的患者可选择其他方法。

1. 巩膜敷贴放射治疗 在双目间接检眼镜直视下定位,在肿瘤相应的巩膜表面做好标记,将敷贴器缝合在巩膜上,敷贴器发射出低能放射线,使肿瘤及其所在部位的视网膜、脉络膜及附近血管萎缩形成白色瘢痕。

2. 光凝治疗 适用于早期小的肿瘤或已经光凝或其他方法治疗后又复发的病例。充分散瞳后全麻下,用激光间接检眼镜直接光凝瘤体及其周围。

3. 冷冻治疗 冷冻治疗视网膜母细胞瘤最早由Lincoff于1967年报道。北京同仁医院自20世纪70年代末至今已治疗数十例患者并获得成功。对于周边部、赤道部的肿瘤,直径小于6mm,隆起高度不超过3mm者应首选冷冻治疗。对于其他方法治疗后复发或效果不理想者亦可应用。手术在全麻下进行,在双目间接检眼镜直视下用冷冻头直接定位,顶住瘤体冷冻。温度为 −60~−80℃,待视网膜出现冰晶后依据肿瘤大小和高度不同持续30秒至1.5分钟,反复冻融3次,比一次长时间冷冻对组织破坏要大,效果好。冷冻反应一定要穿透瘤体,即使冷冻过程中发生视网膜出血或术后出现渗出性视网膜脱离,术后可自行吸收,不影响预后。对位于视盘及黄斑部附近的肿瘤亦能同样治疗。一般 1~2 周内局部出现色素,最后肿瘤被破坏形成脉络膜视网膜瘢痕。如果瘤体较大,一次冷冻不能完全破坏肿瘤组织,可以再次冷冻。北京同仁医院曾对 3 例患者,反复冷冻 2~3 次,最后肿瘤破坏,有一例已随访 14 年未见复发,视力 0.5。冷冻治疗成功的眼底所见常显示原肿瘤部位脉络膜萎缩,色素增生,局部扁平,边界清楚,形成无肿瘤组织的无血管瘢痕。

手术操作要轻巧,不要用力压迫肿瘤组织,因小儿眼眶容积小,当冷冻笔插入眼球后部顶住瘤体冷冻时,眼球受压,眼内血供中断,立即可见视盘苍白,视网膜动脉变细,后极部视网膜发灰,有时黄斑部甚至出现樱桃红点,立即停止冷冻,眼底立即恢复原来色泽。因此每次冷冻时间不要过长,以免因血供中断过久而导致不可逆的损害。

总之,冷冻治疗对巩膜组织损伤小,一般无严重并发症,术后不易产生粘连,对再次手术不会发生困难,同时冷冻治疗不受肿瘤细胞分化程度的影响,对不同分型的视网膜母细胞瘤及复发病例均可采用,冷冻治疗机的价格便宜,基层医院容易普及,是目前治疗视网膜母细胞瘤的有效方法之一。

(五)治疗后的追踪

不论采用何种治疗方法,均须进行随访追踪。每次检查均须充分散大瞳孔,不合作者应全麻下检查,非患眼更应详细检查,要用双目间接检眼镜检查,同时结合巩膜压迫法,以便及时发现早期小病灶。

对于患者的同胞及其后代亦应随访观察。

二、视网膜血管瘤病

视网膜血管瘤病(retinal angiomatosis),亦称 von Hippel 病。合并中枢神经系统病变者称为 von Hippel-Lindau 综合征。为常染色体显性遗传。大多数在青年期因视力减退而被发现。

本病初期仅表现为周边部眼底出现小血管瘤或毛细血管纠结成团,眼底检查不易发现。病变发展,在视网膜的周边部,以颞侧多见,动静脉连接处的毛细血管高度扩张成微小的球状血管瘤,逐渐长大,可达 3DD 以上,瘤体红色,呈圆形或卵圆形,可为单个或多个瘤体,瘤体可突向玻璃体腔呈悬浮状。均可见迂曲怒张的供养动脉和引流静脉。瘤体及滋养血管周围继之出现渗出,最后出现渗出性视网膜脱离。一旦血管瘤形成,双目间接检眼镜下多可确诊,因瘤体多位于周边部眼底,应结合巩膜压迫法仔细检查周边眼底,可顺着供养的血管向周边寻找。

因瘤体及供养血管周围多有渗出,黄斑部可有渗出与水肿,瘤体又位于周边部,直接检眼镜下难以发现,临床上常漏诊或误诊。笔者曾见一例患者,长期被诊断为视网膜静脉阻塞或视网膜血管炎,双目间接检眼镜下很易发现周边部的瘤体。晚期病例因瘤体表面多有机化增殖,颜色并不鲜红,在渗出性视网膜脱离、视网膜增殖性病变发生时,双目间接检眼镜检查不易误诊。

对于较小的肿瘤,位于赤道部以后者可用光凝治疗。对于瘤体较大或位于周边部者,尤其是合并渗出性视网膜脱离者首选冷冻治疗。方法是在双目间接检眼镜直视下,用冷冻头直接定位,顶住瘤体处的巩膜进行冷冻,待瘤体出现冰晶后持续 0.5~2 分钟,反复冻融 3 次,必要时 4~6周后可重复冷冻。治疗后视网膜下渗出液可增多,2 周后逐渐吸收,瘤体逐渐萎缩,视网膜下液及渗出吸收。有时需多次冷冻治疗。笔者采用冷冻方法治疗 12 例患者,随诊 6 个月 ~8 年,收到较好效果,未出现视网膜脱离的 6 例患者 5 例保持良好视力,1 例继发黄斑前膜视力减退,1 例随访中又出现新的瘤体再次接受治疗。发生视网膜脱离的 6 例中 4 例视网膜复位,瘤体萎缩,供养动脉及引流静脉亦变细,另 2 例因增殖性视网膜病变视网膜未复位。

第二节　脉络膜肿瘤

临床上脉络膜肿瘤并不多见,但诊断困难,漏诊、误诊病例时有报道,如为恶性肿瘤往往延误治疗时机。尽管近些年来有荧光素眼底血管造影,超声波、CT 及磁共振成像等检查方法的应用,但都是间接的方法,有其局限性,而双目间接检眼镜检查比较容易诊断,在鉴别其他眼底疾病及追踪随访方面均有独特的优点。

一、脉络膜恶性黑色素瘤

脉络膜恶性黑色素瘤(malignant melanoma of the choroid)是成人常见的眼内恶性肿瘤。其发病率仅次于视网膜母细胞瘤。好发于中年人,北京同仁医院曾报道106例,平均年龄42.17岁,男女之比为1.30∶1。因肿瘤所在的部位不同,可有不同的症状,多因视力障碍、视野缺损而就诊。典型的病例不难诊断,可是不典型者相当多见。早期即可出现继发性视网膜脱离,患者察觉视力障碍时,往往已有大范围的视网膜脱离,视网膜下液多时,直接检眼镜及三面镜检查很难看到整个瘤体,虽然超声波和荧光素眼底血管造影检查可有阳性发现,但常对占位病变的性质仍不肯定,故医师往往不能下决心动员患者行眼球摘除术,所以双目间接检眼镜的应用十分必要。

因外受巩膜,内受 Bruch 膜限制,初期肿瘤只能沿脉络膜平面向四周缓慢扩展,隆起度不高,呈圆形或类圆形灰红色或灰黑色斑块,境界清楚,表面的视网膜无明显改变,随着肿瘤不断增厚,将视网膜顶起,表面的色素上皮层可有萎缩或增生,使肿瘤表面视网膜显得凹凸不平和色素紊乱。双目间接检眼镜有良好的立体感,对及时发现初期的肿瘤较直接检眼镜有明显的优势。

一旦 Bruch 膜及色素上皮层被突破,肿瘤失去原有限制,向视网膜下迅速增大,形成一个头大、颈窄、底部宽广的蘑菇状团块或半球形肿物,有实体感,血管丰富。蘑菇状肿物的头部可为单个、双个或多个。由于肿瘤色素含量不同分别呈橘皮色、灰红色、暗棕色等。在肿瘤附近及距离肿瘤远处可出现非孔源性渗出性视网膜脱离。双目间接检眼镜下,通过脱离的视网膜极易分辨这种蘑菇状的肿瘤,对本病的诊断极有价值,尤其是屈光间质不够清晰时。肿瘤表面的视网膜与肿瘤粘连,长期缺血、水肿、变性可发生进行性萎缩、坏死,使肿瘤暴露于玻璃体内,肿瘤坏死,可发生玻璃体积血或瘤细胞种植。笔者曾见一例患者,眼底后极部有一棕黑色的实性肿物突出于玻璃体腔,玻璃体内弥散有大量的黑色颗粒状物,整个视网膜表面有一层黑色颗粒遮挡,视盘及视网膜大血管均不能分辨,体位改变后,双目间接检眼镜下隐约可分辨出部分被暴露的视网膜及视网膜血管,最后眼球摘出后病理检查证实为脉络膜恶性黑色素瘤。

对于脉络膜恶性黑色素瘤的治疗,传统的方法是眼球摘除术。但对于初诊患者肿瘤较小或中等大小生长缓慢者,可定期密切随访,包括眼底检查,眼底照相,荧光素眼底血管造影,超声波检查等。对于范围不超过30°,肿瘤厚度不超过2mm,表面无视网膜脱离者,可采用光凝治疗,定期随访。对于小的生长活跃的肿瘤,或中等大小但远离黄斑及视盘,经过治疗尚能保持部分视力,患眼是唯一有视力的眼时亦可考虑放射治疗,如巩膜敷贴放疗,方法是在局部麻醉下,双目间接检眼镜直视下定位,在肿瘤相应的巩膜表面做标记,将选择好的敷贴器缝合在巩膜上,不少患者取得了良好的效果。对于赤道部以前的肿瘤,基底不超过15mm,无局部及全身转移者亦可选择局部切除术,在透照法和双目间接检眼镜下定位,切除包括肿瘤的部分板层巩膜、脉络膜,必要时联合玻璃体手术亦取得了初步的效果。

二、脉络膜血管瘤

脉络膜血管瘤是在先天血管发育不良的基础上形成的良性肿瘤,中年人多见,单眼为主,可孤立出现于眼底后极部,或弥漫侵入大部分脉络膜,发展缓慢,早期多无自觉症状,不易被发觉,多因继发视网膜脱离或肿瘤累及黄斑部而致视力障碍及视野缺损才就医,此时血管瘤往往被继发病变所掩盖,用直接检眼镜检查难以确诊。如视网膜下液较多,用三面镜检查也很难看出肿瘤形态,荧光素眼底血管造影可发现病变区视网膜动脉显影前出现荧光,晚期该区荧光渗漏。超声波检查可以确定占位性病变,但均不能明确其性质,因而不能采取恰当的治疗。而用双目间接检眼镜检查,立即可见脱离的视网膜下粉红色或杏黄色血管瘤全貌,诊断便可确立。

如果视网膜下液较多,不能应用激光光凝治疗,可在双目间接检眼镜直视下冷冻治疗。局麻下,以冷冻头压迫巩膜进行肿瘤定位,在肿瘤周围冷冻,此时可见肿瘤周围正常脉络膜先呈橘红色,再变为橘黄色,最后呈亮白色,此即为出现冰晶的表现,持续冷冻 1.5~2 分钟,反复冻融 3 次,有时肿瘤表面或视网膜上有小出血点,肿瘤基底亦同样冷冻,但因肿瘤有一定的厚度及富于血液,冷冻反应稍差。冷冻后由于组织内小血管淤滞及血栓形成,渗出液增多,可出现暂时性视网膜脱离加重,2~3 周内视网膜下液逐渐吸收。冷冻后部分血管腔闭塞,肿瘤缩小,其周围脉络膜视网膜形成瘢痕,从而限制肿瘤的发展及减少血管瘤的通透性,促进视网膜下液吸收,有利于保存黄斑部的功能。有的患者一次冷冻不够,可以再次手术,但对于大的血管瘤,冷冻不能完全将其破坏。

三、脉络膜转移癌

因环境因素影响,癌肿发病率有所增加。近年来由于医学科学的发展,癌症患者寿命延长,患者对医学常识的日益了解,就诊及时,因而脉络膜转移癌的发病率有所增加。可以单眼或双眼发病,可在原发癌确诊后数周至数年发现眼内转移,亦有脉络膜转移癌发现于原发癌被诊断之前。大多数因肿瘤位于眼底后极部致视力减退而被发现。在双目间接检眼镜下,常在眼底后极部视网膜下呈黄白色或灰黄色扁平肿物,境界常不清楚,可能为一个或多个,大小不等,肿瘤表面的视网膜混浊,有早期发生视网膜脱离的倾向。本病临床上不多见,易被临床医师忽视,常不易正确诊断,尤其是转移癌出现于原发癌确诊之前,更易被误诊或漏诊,本病的诊断需与眼内其他肿瘤相鉴别并注意寻找原发癌肿。

四、脉络膜骨瘤、错构瘤、结核瘤

脉络膜骨瘤(choroid osteoma)亦称脉络膜骨性迷芽瘤,是一种少见的良性肿瘤,多见于身体健康的年轻女性,约

3/4 病例单侧发病。病因及发病机制不清楚,有炎症、外伤、内分泌影响、钙代谢障碍、环境、遗传和骨性迷芽瘤等几种假说。本病发展缓慢,初时无任何症状,当肿瘤逐渐扩大,视网膜下出现新生血管膜及积液或出血时,中心视力下降;并有变视症及与病变位置对应的视野缺损。检眼镜下可见黄白色或橙红色肿块。通常位于视盘附近。肿块表面凹凸不平,有不同程度的色素沉着,呈椭圆形或圆形,并有明显的扇形或地图状边缘,边缘处常有伪足样突起。有些肿块呈现双叶,两叶之间有峡谷状凹陷。FFA、ICGA、超声、CT 检查可协助诊断。

错构瘤(hamartoma)为一种有遗传倾向的先天性疾病,是指因胚胎期组织发育异常而形成的瘤状新生物,起因于组织结构异常;外形像肿瘤,但一般不具有肿瘤不可遏止性生长的特性。眼的错构瘤病中,大多数为斑痣性错构瘤病(又名母斑病,phakomatosis),是包括 von Hippel 病、Struge-Weber 综合征、von Recklinghausen 病、Bourneville 病等一类疾病的总称。其中 Struge-Weber 综合征又称为大脑-眼-颜面血管瘤,脑三叉神经血管瘤病,是一种少见的先天性神经皮肤综合征,其眼部表现有:①脉络膜血管瘤,可分为弥漫型和限局型,弥漫型的脉络膜广泛增厚,眼底呈紫红色(番茄酱样眼底),有时可见扩张迂曲的脉络膜血管和视网膜血管扩张。限局型常位于眼底后极部,视盘与黄斑之间,大多 <6PD,呈圆形或椭圆形隆起,粉红色,相应部位视网膜水肿、囊样变性及萎缩,可并发浆液性视网膜脱离。②继发青光眼,可能与巩膜静脉压升高或神经作用促使睫状体房水产生过多等因素有关。

脉络膜结核瘤(choroidotuberculoma)又名团球型结核,多发生于青少年,是一种少见的慢性进行性肉芽肿性脉络膜炎症,常为单眼。位于眼底后极部。初起时,脉络膜结节状隆起,呈灰白色或黄白色,边缘模糊。结节逐渐增大,并向玻璃体内呈半球形隆起,形成结核瘤。视网膜被推起呈实体性继发性脱离。瘤体周围有卫星样小结节。结节表面与周围有小出血。后部玻璃体有比较浓密的灰白色尘埃状乃至云絮样混浊。结核瘤一般经过数月后,炎症逐渐消退并趋于萎缩。形成结缔组织性白色斑块,周围有色素沉着。亦可因失于治疗或患者抵抗力衰弱而使炎症继续发展。一旦 Bruch 膜溃破,结核杆菌侵入视网膜及玻璃体,视网膜坏死,玻璃体混浊加剧。更严重者,结核瘤可向外蔓延,穿破巩膜而使眼球破坏,但此情况比较少见。

第三节 视 盘 肿 瘤

一、视盘血管瘤

视盘血管瘤是视盘先天性发育性血管肿瘤,表现为视盘上淡红色球形隆起,无明显供养血管和回流血管。可遮盖整个视盘或遮挡部分视盘,亦可伸入到邻近视网膜下间隙,肿瘤境界可以清楚,有包膜,亦可境界不清。瘤体周围常有黄色渗出,亦可致渗出性视网膜脱离。双目间接检眼镜下表现为视盘的实性隆起或增厚感,不难与视盘水肿及视神经炎鉴别。荧光素眼底血管造影及彩色超声多普勒检查有助于确诊。可选择激光或冷冻治疗,但视力预后不好。

二、视盘黑色素细胞瘤

视盘黑色素细胞瘤(melanocytoma of the optic disc)于1962 年由 Zimmerma 等命名。是一种少见的原发于视盘的良性肿瘤。北京同仁医院于 1978 年报道在 5 年半内共见到的 22 例,确诊年龄多为中年人,女性与男性之比为1.2∶1。单眼发病,视力多正常,视野改变除生理盲点扩大外,亦有视野缺损,可能与肿瘤压迫引起的视神经缺血有关。肿瘤多发生于视盘颞侧或颞下侧,呈灰至深黑色的肿物,边缘呈不规则羽毛状,肿瘤可小至视盘面积的一半以下,亦可累及整个视盘或相邻近的视网膜下,隆起度不高,一般不超过 1~2mm。少数肿瘤色素浓密,可遮盖视盘组织及其间的视网膜血管。绝大多数病例经双目间接检眼镜检查可以确诊,应定期随访观察,如肿瘤大小及视功能保持不变,不必处理。

(魏文斌)

参 考 文 献

1. 傅守静,胡伟芳.间接立体眼底镜的临床应用.实用眼科杂志, 1986,4(4):199

2. 郑邦和.放射及冷冻治疗视网膜母细胞瘤.中华眼科杂志, 1983,19:204

3. 郑邦和.视网膜母细胞瘤 432 例病例分析.中华眼科杂志, 1980,16:294

4. 徐日理.视网膜母细胞瘤的冷冻治疗.中华眼底病杂志,1997, 13(1):18

5. Shields JA,Shields CL,De Potter P,et al. Cryotheraph for retinoblastoma. Int Ophthalmol Clin,1993,33:101

6. 黄叔仁.临床眼底病学.合肥:安徽科学技术出版社,1994: 173-190

7. 魏文斌.视网膜脱离诊断与鉴别诊断图谱.北京:北京科学技术出版社,2006

8. 魏文斌,陈积中.眼底病鉴别诊断学.北京:人民卫生出版社, 2012

9. 张承芬.眼底病学.北京:人民卫生出版社,1998:554-594

10. 李彬,胡士敏,纪元,等.葡萄膜恶性黑色素瘤预后因素分析. 中华眼科杂志,1990,26:270

11. 庞友鉴,李佩莲.常见眼部肿瘤与眼眶病.北京:北京医科大学中国协和医科大学联合出版社,1995:76-123

12. 傅守静.冷冻治疗孤立性脉络膜血管瘤.眼底病,1988,4(2): 96

13. 杨文利,胡士敏,王景昭,等.眼内肿瘤的彩色超声多普勒诊断分析.中华眼科杂志,1997,33(4):272

14. 毛羽翔.恶性葡萄膜黑色素瘤局部手术治疗的进展.中华眼底病杂志,1995,11(2):129

15. 郑邦和.视乳头黑色素瘤病例报道.中华眼科杂志,1978,14: 109

第十三章

在眼内猪囊尾蚴病诊断和治疗中的应用

第一节　眼内猪囊尾蚴病概述

一、概述

猪囊尾蚴（cysticercus cellulosae）为猪绦虫的幼虫。人体大多通过内在自体感染方式而得病，虫体通过血液循环，可寄生于皮下、肌肉、颅脑和眼部等多种器官组织内。眼部和中枢神经系统是猪囊尾蚴最常侵犯的部位，大约分别占全部病例的 46% 和 40%，这与眼部和脑部血管和血流丰富有关。眼内猪囊尾蚴主要位于玻璃体内和视网膜下，其中玻璃体内者均为虫体由视网膜下穿破视网膜而致。视网膜下猪囊尾蚴最初大多位于后极部，其原因是，虫体通过眼动脉进入眼眶，继而通过睫状后短动脉进入后极部视网膜下；虫体在此发育成长到一定程度，便可穿破视网膜进入玻璃体内。黄斑部视网膜常常是虫体穿破的部位，从而造成视力进一步损害。此外，虫体在眼内释放毒素并作为一种异体蛋白引起不同程度的葡萄膜炎反应、玻璃体混浊，晚期形成玻璃体机化、虫体被纤维机化膜包裹、牵拉性视网膜脱离，最终可因严重眼内炎症致眼球萎缩。本病多见于青壮年男性，双眼均可发病，通常一只眼内只有一个囊尾蚴，偶见一只眼内有两个或多个虫体的情况。本章主要介绍玻璃体内和视网膜下猪囊尾蚴的检查和治疗。

二、临床表现

依猪囊尾蚴所在部位不同临床表现亦不同。除可有全身表现(如寄生于颅内引起癫痫、寄生于皮下引起皮下胶囊样结节等)以外,眼内猪囊尾蚴患者可主诉视物不清、变形,或眼前有黑影飘动或伴黑影形态变动等,晚期视力严重下降。

裂隙灯检查所见:因葡萄膜炎可表现为角膜后沉着物、前房闪光和浮游物、瞳孔后粘连,玻璃体内炎症反应轻者可呈尘样棕色混浊,炎症反应重者可表现为灰白或黄白色浓密混浊。

玻璃体混浊严重者,眼底无法窥入,必须行眼部 B 型超声波或 CT 检查来了解玻璃体和视网膜情况。

第二节　双目间接检眼镜的应用

一、概述

双目间接检眼镜具有视野宽、立体感强的优点,常可发现直接检眼镜下无法看到或看不清的虫体;通过强光照射或结合巩膜外压迫法可对虫体进行动态观察,并易于发现位于周边部视网膜下的虫体;不仅易于明确虫体与其周围组织如视盘、黄斑等的关系,更可与渗出性视网膜脱离或其他原因导致的葡萄膜炎等进行鉴别诊断。利用双目间接检眼镜对视网膜下猪囊尾蚴进行定位和经巩膜切开取出,更是简化了这类病例的治疗方法,提高了手术成功率。

二、双目间接检眼镜下检查所见

眼内猪囊尾蚴呈灰白色或青灰色半透明的球状物,表面光滑,有金色反光边;其内可见一致密白点,此为缩回囊内的吸盘,位置可变化;该囊肿本身也可见蠕动变化,尤以灯光持续照射数秒钟后更为明显。玻璃体内或视网膜下的虫体通常活动性较大,少见的情况是虫体位于视网膜内界膜下,此时虫体位置受限制而无游走性,视网膜血管位于虫体下方,此点可助诊断。

三、诊断

屈光间质清晰者,根据猪囊尾蚴在眼内的典型表现,诊断并不困难。对没有明确原因的葡萄膜炎、玻璃体混浊或牵拉性视网膜脱离的患者,应考虑到本病的可能。双目间接检眼镜的应用,提高了对本病的诊断率,但对屈光间质混浊严重者,仍需结合 B 型超声波或 CT 检查,同时注意患者全身情况,有无皮下结节、癫痫发作等其他症状,并行皮下结节活组织检查、脑脊液和头颅 CT 检查,以发现全身猪囊尾蚴病。

四、治疗

手术取出猪囊尾蚴是本病治疗的唯一有效方法。早期取出猪囊尾蚴,可避免其在眼内引起炎症反应和组织损害而保存视力。长期未取出者可造成玻璃体炎性渗出混浊、葡萄膜炎、牵拉性视网膜脱离、并发性白内障、青光眼等。根据猪囊尾蚴在眼内的部位及伴随病变,可采用不同的手术方法。

(一) 巩膜外定位切开取出术

适应于视网膜下(包括视网膜内界膜下)猪囊尾蚴、屈光间质清晰者。作角膜缘外球结膜环形剪开,四条直肌牵引线,暴露虫体所在象限的巩膜;戴双目间接检眼镜,采用如同作视网膜脱离手术的方法,直视下用巩膜定位器(如虹膜恢复器)在虫体中心相应部位的巩膜面定位,用亚甲蓝标记;然后以此为中心行板层巩膜切开,预置褥式缝线,进而切开全层巩膜和脉络膜,此时可见少量淡黄色液体流出,随之虫体脱出;病程较久、虫体周围有机化包裹者,切开脉络膜后无液体流出,需进一步切开包膜或分离粘连后,虫体方可脱出;结扎缝线,在直视下检查切开处视网膜情况,必要时再行巩膜外冷冻或外加压术。

(二) 玻璃体内冷冻取出术

适应于玻璃体内猪囊尾蚴、不伴其他并发症者。作睫状体平坦部巩膜切口,预置缝线,切开葡萄膜,在双目间接检眼镜直视下,一手持透镜,另一手持眼内专用冷冻头(直径 1mm),从巩膜切口进入玻璃体内,抵达虫体后开始冷冻,见虫体成为一冰球后缓慢拔出冷冻头,当虫体之冰球到达切口处时,停止冷冻,冰球融化后虫体即可被带出眼外。近年由于玻璃体切除手术的开展,此法已少用。

(三)玻璃体切除术

适应于玻璃体内猪囊尾蚴或同时伴玻璃体混浊、牵拉性视网膜脱离者。采用经典的睫状体平坦部三切口玻璃体切除手术。术中先切除虫体周围的玻璃体,虫体游离后,用笛形针吸住虫体,缓慢带出切口外;虫体较大时需事先扩大切口,否则易造成虫体嵌顿于切口处、或滞留于玻璃体基底部附近而难以再找到。如遇虫体在眼内破裂者,应充分切除虫体物质及玻璃体,以减轻术后眼内炎症反应。

(刘　武)

参 考 文 献

1. 胡伟芳,王光璐.玻璃体猪囊尾蚴病的手术治疗.中华眼科杂志,1992,28(2):83

2. 李志辉.眼部猪囊尾蚴病.中华眼科杂志,1980,16:59

3. 蒋秀芳,刘萍,马世英.眼猪囊尾蚴病的黄斑损害.实用眼科杂志,1992,2:86

4. 傅守静,胡伟芳.间接立体眼底镜的临床应用.实用眼科杂志,1986,4:199

5. 胡伟芳,傅守静.应用间接立体检眼镜诊断和治疗视网膜下、玻璃体猪囊尾蚴病.眼底病,1985,2:86

第十四章

在外伤性眼底病变诊断和治疗中的应用

第一节 外伤性眼底病变概述

一、机械性眼外伤的分类方法

有关眼外伤的分类方法,多年来一直不统一。1996年 Kuhn 等人提出了一种新的眼外伤分类方法,目前正在得到普遍的认可。该分类系统以整个眼球(不是眼球壁)作为统一的参照组织进行外伤类型的描述,当进一步指明角膜或巩膜组织时,则是在说明伤口部位而不再是伤口类型。根据此分类方法,首先将眼外伤分为闭合式和开放式两类,闭合式包括挫伤(contusion)和板层裂伤(lameller laceration)两型,开放式外伤中,致伤力量由内向外者称为破裂伤(rupture),反之则属于(撕)裂伤(laceration)范畴,临床上包括穿孔伤(penetration)、眼内异物(intraocular foreign body)、贯通伤(perforation)三型。例如,一个气枪子弹通过右眼角膜进入玻璃体内,称为"右眼角膜穿孔伤合并眼内异物",或"右眼穿孔伤,角膜裂伤,眼内异物";若该子弹穿过后部巩膜进入眶内,则称为"右眼贯通伤,角膜巩膜裂伤,眶内异物"。应当注意的是,上述分类方法是以整个眼球作为参照组织进行描述,由挫伤(闭合式眼外伤)造成的眼底组织(视网膜、脉络膜)的破裂则不在此范畴之内。

二、外伤性眼底病变的类型

机械性眼外伤可造成多种眼底损伤,临床常见者主要是眼底组织(视网膜、脉络膜、后部巩膜)挫伤,及眼内异物损伤。结果可导致眼后节组织的出血、破裂、感染、混浊机化或牵拉破坏。依受伤部位及并发病变的不同,造成眼球解剖和视功能不同程度的损害。

(一)挫伤性脉络膜视网膜病变

1. 挫伤性视网膜病变

(1)视网膜震荡(commotio retinae):又称 Berlin 水肿,为挫伤时由对冲伤作用引起的眼底后极部水肿;水肿发生的机制较为复杂,与小动脉痉挛引起的限局性缺血和小血管通透性增加有关。

(2)视网膜挫伤(contusio retinae):为视网膜震荡伤的严重表现形式,程度较视网膜震荡者重。脉络膜毛细血管闭塞,色素上皮细胞水肿致屏障功能破坏,视网膜光感受器外节盘膜破坏。

(3)视网膜出血:多为外伤造成视网膜静脉或毛细血管破裂出血,少为视网膜动脉出血;根据出血的部位不同可分为视网膜内出血和视网膜前出血两大类。

1)视网膜内出血:包括视网膜浅层出血和视网膜深层出血。

2)视网膜前出血:包括视网膜内界膜下出血和玻璃体下(后)出血。

(4)黄斑裂孔:黄斑中心窝只有单层细胞核,为视网膜最薄弱处;中心窝周围外核层较厚,富含放射状走向的 Henle 纤维。挫伤时,外力沿视轴向后极传递,可直接造成中心窝结构破坏;通过眼球变形时玻璃体对黄斑部的牵拉致裂孔形成;也可因伤后黄斑囊样水肿发生,继发囊肿形成,囊壁变性破裂或萎缩而形成黄斑裂孔。前两种情况多见于外伤后近期,后者则多见于伤后晚期。

(5)视网膜裂孔和脱离:挫伤时眼球急剧变形,赤道部突然扩张,玻璃体对视网膜可发生挤压或牵拉作用;由于玻璃体在基底部与视网膜粘连最为紧密,使此处视网膜最易发生牵拉性损伤。最常见的损伤是视网膜锯齿缘断离,以颞下和鼻上象限为多见;其他常见的损伤还有玻璃体基底部撕脱、基底部前界断离、基底部后界马蹄形裂孔等。挫伤性视网膜裂孔大多不发展成视网膜脱离,或在伤后晚期缓慢形成视网膜脱离,此多见于青少年的下方锯齿缘断离;严重挫伤则可致玻璃体严重出血、视网膜巨大裂孔及早期发生视网膜脱离。

2. 挫伤性脉络膜病变

(1) 脉络膜出血:脉络膜血管丰富,包括大血管、中血管和毛细血管三层;钝挫伤可直接造成脉络膜血管破裂而引起出血,常伴脉络膜破裂。

(2) 脉络膜破裂:脉络膜组织血管丰富,但弹性较视网膜差,钝挫伤时可造成脉络膜破裂。通常为视网膜色素上皮 - 玻璃膜 - 脉络膜毛细血管层复合体的破裂,故常伴出血。可发生于眼球受伤部位(称为直接性破裂),或因对冲伤作用而发生于非受伤部位(称为间接性破裂),后者较为多见。

(3) 外伤性三角综合征(triangle syndrome):睫状后短动脉在脉络膜内由后向前分支,每支单独供应一扇形区域。脉络膜毛细血管呈小叶状分布,由毛细血管前小动脉、毛细血管、毛细血管后小静脉组成,为一独立循环单位。当挫伤造成脉络膜内睫状后短动脉的某些分支发生痉挛或栓塞时,造成所辖区域脉络膜呈现三角形循环障碍,最终形成三角形视网膜脉络膜萎缩。

3. 视神经撕脱　视神经撕脱(evulsion of the optic nerve)是指视盘的撕脱,即视神经球内段连同巩膜筛板自巩膜管脱出。其原因和发病机制多由于钝力作用于眼球,眼压突然增高,使眼球壁最薄处的巩膜筛板破裂或由于眼球侧面的冲击,使眼球极度转动或移向前方,突然强烈的牵拉可导致视盘边缘撕裂。视盘边缘处视神经节细胞轴突裸露,缺乏外膜保护,因此,撕裂多发生在视盘边缘。视神经撕裂后,神经纤维在视神经鞘内退缩,视神经有弹性,仍保持连续。

(二) 远达性外伤性视网膜病变

又称 Purtscher 远达性视网膜损害、外伤性视网膜血管病。见于头部外伤或躯干的重度挤压伤或高空跌落时身体受剧烈震荡伤后,眼部无直接损伤。机制不甚明确,可能是一种通过睫状后短动脉进入脉络膜循环的微小栓子阻塞所致的脉络膜病变,视网膜血管也可受累;也有学者认为是伤后小血管痉挛,致视网膜缺血、渗出所致。除少数颅脑外伤者外,本病多为双眼发病。

（三）玻璃体积血

闭合性眼球挫伤时,视网膜或脉络膜的出血可突破玻璃体内界膜进入玻璃体,而形成不同程度的玻璃体积血。

（四）眼内异物

眼内异物是开放性眼外伤的一种重要表现形式,异物主要对眼球造成三方面损伤:①直接机械性损伤,如眼球壁撕裂伤、白内障、视网膜脉络膜击伤等;②外源性感染,被细菌或真菌污染的异物进入眼内后可造成感染性眼内炎;③化学毒性作用,如铁、铜等无机物在眼内引起铁锈症和铜锈症等。

三、外伤性眼底病变的处理

根据外伤性病变的性质采取针对性治疗措施。

1. 视网膜脉络膜水肿　可应用血管扩张剂、多种维生素、碘剂等,水肿严重时可使用皮质类固醇药物。

2. 视网膜脉络膜出血　早期应安静休息,服用止血药、维生素等,稍后可加用血管扩张剂、碘剂等。出血吸收后详查眼底,以及时发现和处理视网膜或脉络膜破裂伤。

3. 脉络膜破裂　急性期以应用止血药和多种维生素为主。稍晚期可应用血管扩张药和碘剂。单纯的脉络膜破裂在出血吸收后遗留瘢痕,常无需进一步处理,但在伤后数月内应定期复查,以及时处理可能发生的并发症(如脉络膜新生血管)。

4. 三角综合征　早期应用血管扩张药、维生素、脱水剂、皮质类固醇。定期复查眼底和荧光素眼底血管造影检查。

5. 玻璃体积血　应散瞳详细检查眼底,了解出血的程度及伴随的视网膜、脉络膜损伤。屈光间质混浊不很明显者,用双目间接检眼镜检查常可发现直接检眼镜所不能看到的眼底病变。伤后早期安静休息,应用止血药。1~2

周后可应用血管扩张剂、碘剂、活血化瘀的中药等。在各种钝挫伤性视网膜脉络膜病变中,视网膜裂孔和脱离是最急需手术处理的问题,故应及时诊断。儿童和青少年的眼球钝挫伤常造成锯齿缘断离的发生,尤以下方周边部最为常见,但伤后早期可被出血遮蔽。玻璃体混浊严重者应行B型超声波检查。积血多而陈旧(超过3个月)者应注意混浊的动度,动度大者不易发生牵拉性视网膜脱离。怀疑伴有视网膜脱离、积血长期不吸收或反复出血者,以早日行玻璃体手术为宜。

6. 黄斑裂孔 首先排除假性或板层裂孔。黄斑假性裂孔及板层裂孔本身均无需处理。视网膜前膜严重者可行玻璃体手术剥膜。全层黄斑裂孔大多稳定不变,可定期观察。近年来对早期的外伤性黄斑裂孔行玻璃体切除及长效气体填充可使裂孔闭合、视力提高。黄斑裂孔伴视网膜脱离者还应注意检查视网膜周边部,有时可合并外伤性锯齿缘断离。一旦发生常可查出明确的裂孔,此时可按孔源性视网膜脱离处理。

7. 眼内异物 首先应明确是否有眼内异物的存在,并了解异物的性质及定位,然后决定是否及如何手术取出。病史、眼球壁伤口、虹膜穿孔及晶状体混浊等都是诊断的重要证据。受伤时间久者,还应注意球内异物的并发症表现(铁质沉着症、铜质沉着症)。屈光间质清晰者,行异物磁性试验。屈光间质不清者进一步行异物定位,方法有B型超声波、X线及CT等。眼内异物是否取出、何时取出,应视具体情况而定,包括异物性质、伤情及当时手术条件等。磁性异物易发生化学变化,且常在被污染情况下致伤,易发眼内感染,应早日取出。某些惰性异物如玻璃、石块等未引起明显炎症时,可先控制感染,定位明确后作玻璃体切除手术取出。异物取出的目的应在于为最终恢复眼球解剖和功能完整性创造条件,故异物取出手术的基本要求是在尽可能减少手术创伤的同时安全取出全部异物。眼后节异物取出手术方法有睫状体平坦部切口取出法、磁棒接力取出法、后部巩膜切开取出法、玻璃体切除眼内异物取出法。

第二节 双目间接检眼镜在外伤性眼底病变诊断和治疗中的应用

一、临床表现及双目间接检眼镜下检查所见

（一）挫伤性脉络膜视网膜病变

1. 挫伤性视网膜病变

（1）视网膜震荡：始发生于伤后 1 小时内,表现为后极部视网膜灰白混浊,境界不清,无明显隆起,可有放射状皱纹,此症与中心性浆液性脉络膜视网膜病变的表现不同,荧光素眼底血管造影时无荧光渗漏现象。有时黄斑中心也可表现为樱桃红点(cherry red spot)样改变,类似视网膜中央动脉阻塞的眼底,但视网膜水肿范围不符合血管分布区域、边界不清等表现有助于与之鉴别。一般无视网膜出血。患者视力轻度下降。伤后 24 小时内病变逐渐加重,1~2 天后水肿开始消退,3~4 天后水肿可完全吸收。

（2）视网膜挫伤：视网膜水肿范围较大,多伴有眼底出血。视力下降明显。伤后 1~2 周水肿方可吸收,但在原水肿区遗留脱色素区、色素紊乱或色素增生等永久性改变。中心视力常不能完全恢复,也可由黄斑囊样变性继发黄斑裂孔或视网膜脱离。荧光素眼底血管造影时在晚期可出现视网膜深层荧光渗漏。眼电生理检查可表现为 ERG a、b 波幅不同程度下降,b 波幅下降与视网膜损伤的程度及视力相关。

（3）视网膜出血

1）视网膜内出血

a. 视网膜浅层出血：位于视网膜神经纤维层和内丛状层。出血呈鲜红色的火焰状、毛刷状,沿神经纤维方向走行,眼底周边部出血形状不典型。此类出血较易吸收。

b. 视网膜深层出血：位于视网膜外丛状层。出血呈暗红色圆形斑点状,大小不一。应注意与视网膜微动脉瘤鉴别,后者色亮界清,荧光素眼底血管造影表现为高荧光。此类出血吸收较慢。

2) 视网膜前出血

a. 内界膜下出血:位于视网膜神经纤维层和内界膜之间。受纤维网状结构的限制,出血多呈盘状,形状不随体位变动。出血不易吸收。

b. 玻璃体下出血:位于视网膜内界膜和玻璃体后皮质之间。出血遮蔽视网膜大血管,可呈舟状或半月形,液平面上方呈黄色,为血浆积存,液平可随体位而变动,出血吸收后不遗留痕迹,出血量大者可突破玻璃体后界膜进入玻璃体。

(4) 黄斑裂孔:大多视力明显下降,伴中心暗点,完全性者视力可低于 0.1,但也有伤后视力恢复至 1.0 以上者,可能与裂孔较小或位置稍偏离中心小凹有关。黄斑裂孔多呈圆形或椭圆形红色区,边缘锐利,有深度感,直径小于1DD,多为 1/3~1/2DD。

通常全层黄斑裂孔易于识别,但有时易与假性裂孔或板层裂孔相混淆,应注意鉴别,OCT 是最好的检查工具。

1) 假性黄斑裂孔:为围绕中心凹的黄斑胶质性前膜造成。眼底检查除视网膜反光不均、细小皱纹、小血管迁曲等前膜表现外,假性裂孔边界虽清,但多不规则,无明显凹陷区,裂隙灯间接检眼镜下见裂隙光带无中断。荧光素眼底血管造影病变区无窗样缺损。患者视力正常,或因前膜影响致视力不同程度下降。

2) 板层黄斑裂孔:常由黄斑囊样水肿变性发展而来。包括外板层裂孔和内板层裂孔。外板层裂孔由大的囊肿发展而来,造成光感受器细胞及外丛状层缺失,表现为椭圆形红色病变,三面镜下为深而不规则的腔隙,内层完整,裂隙光带无中断。内板层裂孔较外板层裂孔多见,表现为圆形或椭圆形凹陷,直径约 500μm 或更小,边缘可有囊样变性区,但无视网膜脱离晕环,裂孔底部无黄白点状改变,荧光素眼底血管造影在早期无明显窗样缺损。患者视力多在 0.2 以上,且无眼前黑影或视物变形。

3) 全层黄斑裂孔:为视网膜全层组织缺损,可为板层裂孔发展而来,或直接形成。裂孔边界清晰,裂隙光学切面光带有中断,孔底可见黄白色点状沉着物,可能为此处视网膜色素上皮结节样增生或吞噬脂褐质的吞噬细胞。孔周可有囊样变性、视网膜前膜或浅脱离晕环。因孔底色素上皮细胞发生变性萎缩,荧光素眼底血管造影见裂孔处窗样高荧光,有时此透见荧光中还可见点状荧光遮蔽。患者视力大多在 0.3 以下,伴眼前黑影(中心暗点)和视物变形。

4) 黄斑囊样变性:在黄斑囊样水肿的基础上发展而来。有时需与黄斑裂孔相鉴别,此时应用裂隙灯显微镜检查较为准确。鉴别要点如表 14-1。

表 14-1　黄斑裂孔与黄斑囊样水肿的鉴别

黄斑裂孔	黄斑囊样水肿
界极清	界较清
表面无反光	表面可因凸而反光
有边缘投影	无边缘投影
可见底部深凹	不见底部深凹
孔缘视网膜可浅灰色、浅隆起	视网膜轻度灰色
孔缘视网膜有放射状皱纹	视网膜无皱纹
光学切面切线中断	光学切面切线不中断或呈一细而突起的切线

(5) 视网膜裂孔和脱离:视网膜裂孔大多位于周边部,伴玻璃体或视网膜出血。裂孔可呈小圆形或马蹄形,巨大裂孔者亦不少见,此时发生急性视网膜脱离。下方锯齿缘断离在早期有时因玻璃体积血遮蔽而不易发现,较易形成慢性视网膜脱离,待黄斑受累致视力下降时方就诊,此时常见下半部视网膜下凹向裂孔(锯齿缘断离)方向的弧形色素性线条(划界线),或伴大小不等、多少不一的周边部视网膜囊肿形成;有时应用巩膜加压法还可在双目间接检眼镜下发现附着于锯齿缘离断后缘的玻璃体牵拉,此现象提示需应用较高、较宽的巩膜扣带来促进裂孔的闭合。

2. 挫伤性脉络膜病变

(1) 脉络膜出血:大多位于后极部,出血多少与受伤轻重有关。轻伤者造成脉络膜毛细血管破裂出血,出血通过破裂的 Bruch 膜进入视网膜色素上皮层下,形成出血性色素上皮脱离,眼底检查见出血多位于黄斑区,呈棕灰色或暗红色类圆形斑块(片),或呈血肿状,边界清楚,荧光素眼底血管造影出血区表现为遮蔽荧光,此类出血预后良好。重伤者造成脉络膜大血管破裂出血,血液积存在脉络膜深层,造成出血性脉络膜脱离,眼底检查见出血区呈棕黑色偏平隆起,范围大者表面凸凹不平,其上视网膜光滑,色污浊。

出血性视网膜色素上皮脱离及出血性脉络膜脱离应与脉络膜黑色素瘤和脉络膜血管瘤相鉴别。后两者均无外伤史,B 型超声波及荧光血管造影也有特殊表现。

(2)脉络膜破裂:伤后早期脉络膜破裂部位可表现为视网膜水肿或出血区,单纯的视网膜出血多表现为亮红或牛肉色红,脉络膜出血则表现为灰色或淡红。出血吸收后方可见脉络膜破裂的真实表现,破裂常位于视盘颞侧或偏下方的后极部,呈平行或凹向视盘排列,形似镰刀状,或不规则形,数目可 1~3 条不等,宽 1/3~1/2DD,长者可达6DD。靠近周边部者可较宽、较直,病变表面的视网膜血管可正常。有时在破裂区内可见少量孤立的脉络膜血管。继发性色素改变视脉络膜破裂的程度而不同,可呈青灰色或黑色斑点状,有时易与增殖性病变相混淆。全层脉络膜破裂者晚期暴露白色巩膜。黄斑部的脉络膜破裂在受伤6 个月后可继发新生血管形成,与该处视网膜色素上皮和Bruch 膜易受损伤有关,眼底可表现为黄斑部圆形或类圆形灰白或黄白色病灶,绕以青灰或棕灰色晕环。

脉络膜全层破裂时,荧光素眼底血管造影表现为病变区充盈缺损(暗区),晚期因巩膜着染呈高荧光;板层破裂时在动脉前期呈弱荧光区。仅有视网膜色素上皮破裂时,则表现为透见荧光。黄斑脉络膜新生血管者在早期可表现出新生血管的位置和形态,晚期荧光渗漏。

伤后视力取决于黄斑受累情况。若脉络膜破裂未达黄斑中心、且黄斑区视网膜未受外伤影响,视力可恢复正常。少见的情况是脉络膜破裂累及黄斑中心,或同时合并视网膜破裂,此时视力严重下降。伤后晚期组织修复过程中,可形成视网膜脉络膜血管吻合支,且因神经胶质增生形成粘连而不易发生视网膜脱离。脉络膜破裂后黄斑有视网膜下脉络膜新生血管者,视力可下降到0.1以下,并可反复发生视网膜下出血。

3. 视神经撕脱 视神经撕脱的程度不同,眼底改变亦不同。完全撕脱可因大量玻璃体积血影响眼底检查,轻度积血或待积血吸收后可见视盘呈灰黑色孔穴状,视网膜混浊及大片出血,视网膜血管隐匿,最后孔穴被灰白机化物填充,视网膜血管白线化。部分撕脱可见视盘部分呈灰黑色凹陷,边缘有色素增生,附近视网膜混浊、出血,视网膜血管细窄,呈屈膝状消失于凹陷边缘。双目间接检眼镜检查对此病的诊断有独特的优势,视盘部分或全部灰黑色凹陷一目了然,即使有玻璃体积血,有时亦可看到典型的眼底改变,对诊断极有价值。

4. 外伤性三角综合征 病变多位于眼底后极部,早期呈三角形视网膜灰白水肿灶,底边向周边部方向,色渐淡,界渐不清,尖端可位于黄斑区、视盘附近或脉络膜破裂处,病变极少发生于3:00和9:00水平方向,此与该处睫状后长动脉不易发生循环障碍有关。可伴视网膜出血,视网膜血管迂曲扩张,以后水肿消退、出血吸收,遗留三角形视网膜脉络膜萎缩区,局部视网膜血管可闭塞呈白线状。外伤严重者可伴发黄斑裂孔、视网膜中央动脉阻塞、脉络膜破裂等。

荧光素眼底血管造影早期病灶表现为血管扩张和荧光渗漏,晚期为色素上皮病变所致的斑驳样荧光(透见荧光或遮蔽荧光)。

(二) 远达性外伤性视网膜病变

伤后数小时至数天内发病,眼底见多发、成簇的亮白斑,边缘欠整齐,位于视网膜浅层,1/5~1DD 大小不等,可部分融合。病变大多分布在视盘附近或后极部大血管旁。常伴视网膜前或视网膜内的出血或棉絮斑。黄斑部水肿,见放射状皱纹,中心反光消失。胸部挤压伤者更常见视网膜血管病变,表现为后极部静脉扩张,动脉变细、迂曲。

视力下降程度取决于黄斑区病变程度,可有中心或旁中心暗点。病变消退较慢,约在受伤一个月后渐消失。遗留色素紊乱或萎缩斑，或晚期伴发视神经萎缩。

伤后早期荧光素眼底血管造影可见视盘毛细血管扩张、血管渗漏及无灌注区，或视盘旁动脉主干念珠状改变。

（三）玻璃体积血

临床表现与伤情有关。受伤轻、出血少者，视力轻度下降，主诉飞蚊症表现。检查可见玻璃体内血性浮游物。出血量大时，玻璃体内红色混浊，眼底结构窥不清，仅见红色反光。弥漫性混浊多见于玻璃体液化明显者。儿童无玻璃体后脱离或液化，出血多呈条状或块状。受体位作用，出血可沉积于下方玻璃体内。陈旧的玻璃体积血呈尘状、黄色絮状或灰白色不均匀的混浊。一般近血管部分或后部玻璃体的积血吸收较快，下方致密的血凝块易发生机化，并在玻璃体后界膜破裂处与视网膜发生粘连，日久可牵拉造成局限性视网膜脱离，或外伤性增殖性玻璃体视网膜病变。

（四）眼内异物

爆炸伤、枪弹伤、较大的玻璃或石块崩伤时，常造成眼前节组织的损伤，如角膜裂伤、前房积血、晶状体混浊等，无法看清眼底。屈光间质清晰者，应用双目间接检眼镜配合巩膜加压法则可检查到全部眼底，了解眼内异物的位置、大小、形状、异物与眼底组织的关系及并发的眼底病变。

1. 寻找异物　充分散大瞳孔，在双目间接检眼镜下首先了解玻璃体、视网膜的情况。然后从异物入口处所在象限的周边部玻璃体和视网膜部位开始寻找异物，通常可见自该处有一向中、后部玻璃体延伸的异物通道，呈淡灰色条带状，夹杂血丝或血块，陈旧者为灰白机化条索，该通道的远端常可发现异物。有时异物位于睫状体或玻璃体基底部附近，此时可应用巩膜加压法发现异物所在。有时异物可致视网膜损伤，起初表现为一小出血斑，出血吸收后形成萎缩斑。击伤轻者异物可反弹回玻璃体内，此时在视网膜出血斑附近的玻璃体中常可发现异物。力量较大的异物可嵌入视网膜脉络膜内，时间久者异物可被机化团包裹，此时可表现为视网膜出血斑中央局限的黄白或灰白隆起物。力量大的异物可穿过球壁进入眶内,此时眼底相应部位表现为浓密的大片出血,或伴局限的视网膜浅脱离。双目间接检眼镜下直接观察异物有时即可判断异物性质,如金属异物边缘较锐利,有金属光泽,易与玻璃体混浊及其他异物相鉴别。

2. 异物磁性试验　屈光间质清晰时应用双目间接检眼镜检查的最重要的作用是进行磁性试验,以了解异物是否有磁性。方法是在双目间接检眼镜下看准异物,由助手持恒磁石以尖端指向异物、由 10cm 外缓慢接近眼球睫状体平坦部,同时作轻度往复式运动,观察异物是否有移动。用电磁铁者则在距眼球 10cm 处反复断开电源,观察异物无反应时可稍移近眼球再重复试验。切勿过快接近眼球,否则有将异物吸至球壁之危险。磁性试验阴性者(异物无移动)有如下原因应予甄别:①异物无磁性;②异物过小或磁性弱;③异物被包裹或粘连。

二、双目间接检眼镜下眼内磁性异物的取出

(一)磁棒接力取出法

适用于玻璃体内、某些视网膜或视盘表面的磁性异物,要求屈光间质清晰、异物较小且无粘连。主要步骤:通常选择颞下象限,作球结膜切口,暴露巩膜;于颞侧稍偏下角膜缘后 4mm 作一平行的板层巩膜切开,预置缝线一根;双目间接检眼镜下看准异物,以 MVR 刀刺入脉络膜,然后将一接力磁棒插入眼内(亦可直接用 MVR 刀),直视下接近异物;确定位置后,助手以恒磁石尖端小心接近切口外磁棒,此时可见异物被吸住;术者缓慢向外拔出磁棒,同时助手仍保持磁石贴近切口外,磁棒完全退出后,异物将被磁石吸住而带出眼外;清理切口,结扎缝线,结束手术。

(二)后部巩膜切开取出法

适用于嵌于视网膜或脉络膜内的小的磁性异物。忌用于异物较大或周围有粘连机化的陈旧性异物。主要步骤:根据巴氏定位结果,作相应象限或 180 度球结膜切开,暴露巩膜术野,作四条直肌牵引线;屈光间质清晰者,双目间接检眼镜直视下用巩膜压迫器作巩膜定位(方法同视网

膜裂孔定位法);屈光间质不清者,按异物定位器上测得的异物所在时钟位及距角膜缘的距离确定相应巩膜位置,以亚甲蓝作标记,再以恒磁石试吸定位点,若出现巩膜小的隆起或小黑点,即表明定位准确;定位点作放射状板层巩膜小切口,预置缝线,然后进一步切透巩膜,局部滴肾上腺素1~3滴以减少出血;向两侧拉开缝线,以恒磁石垂直接近切口,吸住异物后轻轻晃动使异物缓慢脱出眼外;清理切口处玻璃体,结扎缝线;再次在双目间接检眼镜下查看切口处视网膜情况,并作相应部位的巩膜外冷冻;切口较大或视网膜嵌塞者可作局部外加压;缝合结膜,结束手术。

(三)玻璃体手术取出法

目前比较流行的手术方法,成功率较高,对眼球解剖及视功能恢复比较满意。

(刘　武)

参 考 文 献

1. Kuhn F, Morris R, Witherspoon CD, et al. A standardized classification of ocular trauma. Ophthalmology, 1996, 103:240

2. Huismans H. The ocular fundus: a photographic documentation atlas with diagnostic and therapeutic guidelines. Baltimore: Williams & Wilkins, 1990:178-188

3. 杨钧. 现代眼科手册. 北京:人民卫生出版社, 1993:543

4. 李凤鸣. 眼科全书. 北京:人民卫生出版社, 1996:3257-3347

5. 聂爱光. 现代黄斑疾病诊断治疗学. 北京:北京医科大学中国协和医科大学联合出版社, 1997:315

6. 张承芬. 眼底病学. 北京:人民卫生出版社, 1998:634

7. Wood CM, Richardson J. Chorioretinal neovascular membranes complicating contusional eye injuries with indirect choroidal ruptures. Br J Ophthalmol, 1990, 74:93

在其他眼底病诊断和治疗中的应用

第一节 眼底先天异常性疾病

一、牵牛花综合征

牵牛花综合征(morning glory syndrome)是一种先天性视盘发育异常。视盘面积较正常视盘大,为正常视盘的 2~6 倍。中央呈漏斗状凹陷,凹陷底部常被不透明的白色组织充填。边缘组织不正常,隆起似一环形嵴,有色素沉着,嵴外为脉络膜视网膜萎缩,有多支(10~20 支)视网膜血管从视盘边缘爬出,走行平直,很少分支,血管细,动脉、静脉不易辨认。在双目间接检眼镜下表现为异常大的视盘,中央凹陷呈漏斗状,凹陷区内组织增殖形如一蒂,四周环形嵴及众多血管爬出,放射状向周边行走,隆起嵴外脉络膜视网膜萎缩区又呈一环形,外观上好似一朵盛开的牵牛花,因此而得名。成年以后常并发视网膜脱离。

二、先天性视盘小凹

先天性视盘小凹(congenital optic pit)属于视盘发育性异常,小凹处的神经组织局部缺损,与脉络膜缺损类似,可能与胚裂闭合不全有关。可伴有其他眼部先天异常,如视盘缺损、脉络膜缺损等。约 70% 的小凹发生在视盘颞侧,20% 发生在中央部,少数可见于鼻侧、下侧或上侧,小凹形态多为直或横的椭圆形,长轴与视盘颞侧缘平行,亦有呈三角形、半圆形或裂隙状,直径 1/5~3/4DD。颜色呈青灰或浅灰、黄白色,呈陷阱样,常被白色或灰白色纤维膜覆盖。多数为单个,亦有数个小凹者。边缘陡峭,深度不等,通常在 2mm 以上,可深达 8mm。约有一半的病例在 30~40 岁合并黄斑部浆液性视网膜脱离,形态类似中心性浆液性脉络膜视网膜病变。OCT 检查可显示黄斑部视网膜劈裂及脱离。在双目间接检眼镜下很易识别视盘上陷阱样小凹,对其深度亦易辨认,可以早期发现黄斑区浅脱离,是本病诊断的必要工具之一。

三、黄斑部缺损

黄斑部缺损(macular coloboma)为严重影响中心视力的眼底先天异常,常合并眼球震颤。多为单眼,可位于黄斑或黄斑附近。双目间接检眼镜下表现为平坦或轻、中度凹陷,大小、形态、颜色变异较大,多呈圆形、椭圆或不规则形,范围 1~10DD,缺损区边缘锐利,缺损区内可见视网膜血管走行正常或弯曲起伏或只沿缺损区边缘走行。缺损区可透见粗大的脉络膜血管,相对无色素区或少色素区、色素增殖区。

四、先天性脉络膜缺损

与胚胎裂在闭合过程中受到干扰中断或延迟有关。常伴有其他眼部异常,如小角膜、小眼球、虹膜缺损、先天性白内障、眼球震颤等。多为双侧,也可单侧。眼底表现为顶端朝向视盘,底向周边的白色缺损区,边缘清晰锐利,大小、形态变异很大。缺损区中多呈明显的凹陷,面积往往很大,由于缺乏脉络膜及视网膜色素上皮,可透见白色或浅蓝色调的巩膜,部分可见残存的脉络膜大血管,亦可见到正常走行的视网膜血管或血管走行异常。有时脉络膜缺损区还包括视盘和黄斑区,或呈散在分布。根据典型表现,一般诊断比较容易。但有些缺损区视网膜感觉层部分缺损,视网膜常萎缩变性,极易发生视网膜裂孔,40% 患者发生孔源性视网膜脱离。因此不能满足于对脉络膜缺损的诊断,更需要认真检查眼底,以明确有无视网膜裂孔及脱离,裂孔常位于缺损区内的边缘,双目间接检眼镜立体感强,容易发现极浅的视网膜脱离,可视范围广,便于对周边脉络膜缺损区及缺损区以外眼底的检查,是检查及治疗此种特殊类型视网膜脱离的必要工具。双目间接眼底裂隙灯检查法有利于发现缺损区的视网膜裂孔及视网膜感觉层发育异常。

五、先天性视网膜皱襞

先天性视网膜皱襞(congenital retinal fold)是多种原因所致先天性视网膜发育异常,可能由于在胚胎 13mm 时原始玻璃体与视杯内层粘连,影响了第二玻璃体环绕原始玻璃体发育,造成视网膜内层受牵拉形成皱襞。常合并眼部其他异常。多为其他眼底病的一种表现,如 FEVR、ROP等。视网膜皱襞多位于颞侧或偏下方的水平位,有时呈垂直或斜位,亦可位于鼻侧。宽约 1DD,完全性者起自视盘,向周边伸展至锯齿缘或与晶状体赤道部相连,亦可起自视盘边缘或邻近的视网膜,在皱襞上有 1 支或数支血管走行,多呈平行方向,随皱襞起伏。双目间接检眼镜下可清晰见到皱襞区域束状或扫帚状的隆起,皱襞的起始及终点,以及其上的血管,并可观察到极周边的皱襞情况,易与增殖性玻璃体视网膜病变、视网膜脱离、视网膜劈裂、早产儿视网膜病变等相鉴别。值得注意的是有时先天性视网膜皱襞附近可继发视网膜脱离,用双目间接检眼镜检查可及时发现。

六、视网膜有髓神经纤维

病因不明。表现为沿视网膜神经纤维分布的银白色不透明的斑片,有光泽,其部位、形状、疏密度变异较大。常见于视盘边缘,呈小或较大的斑片,或沿上、下血管弓弧形分布,亦可出现在视网膜上,呈孤立的小片状白色羽毛状斑。浓密者可遮盖视网膜血管。双目间接检眼镜下可见其整个外观,尤其是大面积的有髓神经纤维。在鼻侧呈直线形放射状分布,颞侧周边部上、下方的纤维呈弓形,排列整齐,在稀薄或其边缘处可见一丛丛羽毛状沿神经纤维走行的条纹,此乃诊断的重要特征。

七、家族性渗出性玻璃体视网膜病变

家族性渗出性玻璃体视网膜病变(familial exudative vitreoretinopathy,FEVR)的病因尚不完全清楚,有人认为是胚胎期视网膜血管和玻璃体发育异常,属先天性视网膜皱褶的变异型。亦有人认为,足月产新生儿在视网膜血管发育上亦可出现个体差异或发育不良者,视网膜锯齿缘附近存在无血管区,出生时,因胎儿血红蛋白氧饱和度的骤然上升,胎儿氧分压转入新生儿氧分压时的急剧变化等,导致视网膜末梢血管收缩、阻塞,使局部缺血、缺氧,诱发周边部眼底血管异常增生,从而引起渗出、出血、机化等一系列病理改变。与 ROP 有着极为相似的眼底改变和演变过程。表现为慢性进行性疾病。病变发展常限于幼年时期,至 18 岁后如无牵拉性视网膜脱离则很少再有视力下降。Gow 与 Oliver(1972 年)将本病分为三期。第一期:用双目间接检眼镜加巩膜压迫检查,可见颞侧周边部视网膜受压处及其周围苍白。视网膜血管无异常。视网膜亦无渗出性改变。第二期:颞侧视网膜自赤道部至锯齿缘出现新生血管。视网膜及其下方渗出。局限性视网膜脱离,颞侧纤维血管膜牵引视网膜血管,形成黄斑偏位。第三期:病变进一步发展,发现牵拉性视网膜全脱离。视网膜及视网膜下有大量渗出。可并发白内障、虹膜萎缩、新生血管性青光眼等眼球前段病变。FFA 显示视网膜血管分支众多,分布密集,在赤道部附近呈扇形并突然终止,末端吻合,有异常荧光渗漏。眼底周边部视网膜毛细血管见无灌注区。

八、永存原始玻璃体增生症

永存原始玻璃体增生症(persistent hyperplastic primary vitreous,PHPV)为胚胎期原始玻璃体不能正常消退所致。因生后即有白瞳被家长发现就诊。绝大多数为单眼,除白瞳外尚伴小眼球、小角膜、浅前房、小晶状体。灰白色膜样组织覆盖于晶状体后囊,中央部分较浓厚,偶有玻璃体动脉残留。晶状体周围还能见到睫状突。一旦晶状体后囊膜破裂,则有两种后果:一为晶状体皮质发生肿胀混浊,虹膜前移,堵塞房水排出通道,引起继发性闭角型青光眼,如高眼压持续,使眼球壁扩张,形成"牛眼";二为晶状体皮质吸收后为纤维膜替代(膜状假晶状体)。如果在眼底犹可窥见时,常能检出玻璃体内机化条索;视盘前膜及其边缘视网膜的牵引皱褶。严重者可发生牵拉性视网膜脱离。

第二节　高度近视眼的眼底改变

一般将 -3.0D 以下的近视称为轻度近视,为一种屈光不正,多不合并眼底改变。-3.0~-6.0D 为中度近视。-6.0D以上为高度近视眼,患者中年以后眼底可出现一系列退行性改变。双目间接检眼镜检查对了解此种眼底改变及其并发症有独特的优点。

一、高度近视眼眼底改变的检查

高度近视眼尤其是 -10.0D 以上近视者,常伴有不同程度的玻璃体混浊、变性,直接检眼镜检查往往难以满意,而双目间接检眼镜由于其照明强、视野宽、立体感好,非常适用于高度近视眼眼底的检查,眼底病变可以一览无余。主要的眼底改变包括:①视盘近视弧,颞侧多见,其宽窄变异大,可达 1/2DD,亦可呈环形包绕视盘,其视盘向后倾斜,故呈椭圆形,长轴垂直或呈斜椭圆形。②后巩膜葡萄肿(staphyloma),眼轴增长,尤其球后部显著增长,后极部形成限局性巩膜扩张,形成向后的凹陷,边缘呈斜坡或陡峭,有的似圆嵴或阶梯状,视网膜呈屈膝样爬出。双目间接检眼镜下很易辨认后巩膜葡萄肿后凹的深度及范围。③视网膜色素上皮及脉络膜色素萎缩,脉络膜血管分布异常等。④漆裂纹(lacquer crack),是 Bruch 膜病变,呈细线状或星形、粗细不规则的黄白色条纹,多呈水平方向分布,单一或多条,常交叉或呈鱼网状,位于视网膜深层,边缘有细的色素颗粒。⑤Fuchs 斑,后极部黑斑,典型的位于黄斑及附近,1/3~3/4DD 大小,灰色或黑色,圆形或椭圆形,稍微隆起的斑块,可能与脉络膜新生血管出血、机化、色素上皮增殖有关。⑥脉络膜新生血管膜,双目间接检眼镜下表现为一略反光的圆形或椭圆形黄斑病变,早期呈暗棕色、黄灰色微隆起的病灶。

二、高度近视眼并发症的检查及治疗

视网膜裂孔及孔源性视网膜脱离是高度近视眼常见的并发症。双目间接检眼镜便于对眼底周边部的检查,可以早期发现视网膜变性,尤其是周边部视网膜囊样变性、格子样变性,早期识别变性区的裂孔,发现视网膜裂孔及脱离后,可应用双目间接检眼镜直视下冷冻治疗或行巩膜外加压术,详见第八章视网膜脱离的检查及治疗。

三、各种屈光手术前的常规检查

屈光性手术,包括放射状角膜切开术、准分子激光屈光性角膜切削术(photorefractive keratectomy,PRK)、准分子激光原位角膜磨镶术(excimer laser in situ keratomileusis,LASIK)、后巩膜加固术、有晶状体眼人工晶状体植入术等。可使部分近视患者摘掉眼镜或阻止近视的发展,但均不能防止高度近视眼眼底病变的进展。因此手术前必须应用双目间接检眼镜,充分散大瞳孔,详查眼底,及时发现视网膜变性、视网膜裂孔及可能存在的早期视网膜脱离,以便及时处理。术后应定期随访观察。

第三节 葡 萄 膜 炎

葡萄膜炎尤其是后部葡萄膜炎或全葡萄膜炎,常因房水闪光、角膜后沉着物、玻璃体混浊等影响眼底检查。直接检眼镜有时难以看清眼底,常易导致葡萄膜炎的漏诊或误诊。双目间接检眼镜因其具有照明强、立体感好、视野宽等优点,是葡萄膜炎的诊断和鉴别诊断的必备检查手段之一。

一、早期脉络膜炎的识别

脉络膜炎症如原田—小柳综合征、交感性眼炎、急性视网膜色素上皮炎等常表现为脉络膜增厚,呈黄色、白色斑块状病灶或结节,微微隆起,边界模糊,直径大小不等。病灶消退时有色素环绕,弥漫性炎症者可出现渗出性视网膜脱离。双目间接检眼镜下可分清病变的层次,较易发现视网膜下的脉络膜病灶,有利于做出正确诊断。

二、及时发现后部葡萄膜炎的表现

双目间接检眼镜下较易发现玻璃体的混浊及条索、膜样增殖等,如中间葡萄膜炎的下方呈雪球状的玻璃体混浊。

视网膜因炎性细胞浸润水肿,致视网膜增厚,淡黄白色渗出,病灶边缘模糊,因玻璃体混浊,直接检眼镜难以看到眼底,而用双目间接检眼镜可以透过混浊的玻璃体看到葡萄膜视网膜的混浊白斑,此现象有人称之为"雾中的头灯",对视网膜炎有重要的诊断价值。

视网膜血管受损或闭塞,可表现为血管白鞘或白线化,视网膜出血、絮状斑以及视网膜新生血管膜形成等,黄斑部可表现为水肿、囊样变性。

三、有利于病毒性葡萄膜视网膜炎的诊断

(一)急性视网膜坏死

因前部葡萄膜炎症、玻璃体炎症,病变进展极快,直接检眼镜难以看清眼底,不易发现周边部视网膜病灶,往往漏诊。双目间接检眼镜照明强,虽然玻璃体混浊明显,甚至部分机化膜形成,仍可发现周边部视网膜病灶,表现为黄白色致密坏死灶,边界模糊,位于视网膜深层,可累及周边部视网膜360°,可伴有视网膜出血,视网膜小血管白鞘形成,血管闭塞。病灶可向后极扩展。病变退行时,病灶局部视网膜全层坏死,周边视网膜变薄、萎缩,周围伴有色素增殖,与健康视网膜有鲜明的界线,形成所谓"新锯齿缘",在视网膜萎缩边缘可形成多发视网膜裂孔,大小不同,形状不规则,75%继发视网膜脱离。

(二)巨细胞病毒性视网膜炎

由巨细胞病毒(cytomegalovivus,CMV)引起的视网膜炎。视网膜病灶呈奶油状,边缘呈颗粒状,为黄白色全层

视网膜混浊,伴有视网膜出血,可沿视网膜血管分布。呈现典型的"奶油加番茄酱样病变"。病变持续进展为全层视网膜坏死伴有视网膜胶质增生及色素萎缩,13.5%~29%发生视网膜脱离。

四、中间葡萄膜炎检出率增加

中间葡萄膜炎(intermediate uveitis)是累及睫状体平坦部、玻璃体基底部、周边部视网膜、脉络膜的一种炎症性和增殖性疾病。过去有许多名称,为了避免混乱,国际葡萄膜炎研究协作组于1979年命名为中间葡萄膜炎,并于1983年得到国际眼科学会认可。该病在三面镜及间接检眼镜问世以后才被认识,随着三面镜及双目间接检眼镜检查法日益普及,该病的检出率明显增加。

多数作者报道,中间葡萄膜炎占葡萄膜炎患者总数的4%~15%,亦有报道占22%。在少年儿童葡萄膜炎中占14%~38%。男性多见,多见于25岁以下青少年,70%~80%为双眼。

由于直接检眼镜不易检查发现,临床上常将其并发症如黄斑水肿、视盘水肿、视网膜血管炎、视网膜脱离等误诊为各种原发病,漏、误诊率极高,可达58%~67%。

该病的眼前段可有少量灰白色细小角膜后沉着物,房水闪光阳性,晶状体后间隙有黄色"锅粑样"网状膜。前玻璃体呈尘埃状、灰白色或浅褐色混浊,重症者可有血性或大黄白色颗粒、片状混浊。诊断主要依据为周边眼底的检查所见。

双目间接检眼镜结合巩膜压迫法检查周边部眼底,可见下方锯齿缘及其附近表面有略带黄色的白色团块状或大块雪堤状(snowbank)渗出,末梢视网膜血管附近可有灰白色细小渗出及血管白鞘,亦可有出血及色素斑。重症者见由睫状体平坦部发生进入玻璃体的灰白色机化膜,呈宽蒂状,有的呈条索状,其上可有新生血管,有时还有孔隙,在红色眼底背景衬托下,常误以为视网膜裂孔。机化膜牵引可引起视网膜脱离。

双目间接检眼镜还可用于中间葡萄膜炎的治疗。对部分病例尤其是周边视网膜出现新生血管者可采用冷冻治疗,在双目间接检眼镜直视下经巩膜冷冻,出现冰晶后解冻,可重复冷冻,冷冻范围应超出雪堤样改变及可疑炎症区以外一个冷冻头直径的位置。Aaberg 治疗 14 例 23 只眼,获得较好效果,术后随访 15 个月,35% 炎症得以缓解,57% 炎性反应显著减轻。Devenyi 对 18 例 27 只眼进行冷冻治疗,平均随访 4.5 年,78% 炎性反应消失,18% 有轻度炎性反应,4% 发生视网膜脱离。

第四节 视网膜血管炎

由全身或局部因素引起视网膜血管炎症从而导致的病变过程,统称为炎性视网膜血管病(inflammatory retinal vascular disease),一般习惯上通称为视网膜血管炎(retinal vasculitis),其病因复杂,临床表现多样,是一大类疾病的总称,临床上有多种分类方法。

一、视网膜血管炎的分类

(一)依据病因分类

1. 并发于全身疾患的视网膜血管炎 许多全身免疫性疾病均可引起视网膜血管炎,如类风湿性关节炎、强直性脊柱炎、Reiter 综合征及反应性关节炎、炎性肠病、银屑病、幼年型类风湿性关节炎、系统性红斑狼疮、硬皮病、混合性结缔组织病、多肌炎和皮肌炎、Sjögren 综合征、复发性多软骨炎等。还有一些全身非免疫性疾病也可引起视网膜血管炎,如结核、真菌、病毒、梅毒等感染,视网膜色素变性、恶性肿物等。

2. 合并于眼局部疾病的视网膜血管炎 如可合并于前葡萄膜炎、周边葡萄膜炎、后葡萄膜炎、后巩膜炎等。后巩膜炎常可引起局限性血管炎,而葡萄膜炎可引起弥漫性血管炎或局限性血管炎。

3. 特发性视网膜血管炎 没有明确的病因,也非其他疾病所致者,如视网膜静脉周围炎、IRVAN 综合征、霜样树枝状视网膜血管炎等。

（二）依据发病机制分类

1. 自身免疫因素　大多数视网膜血管炎均是自身免疫因素所致。

2. 非自身免疫因素

（1）感染性疾病：梅毒、真菌、结核、病毒等均可引起视网膜血管炎，如巨细胞病毒性视网膜炎、急性视网膜坏死等。

（2）变性疾病：如视网膜色素变性等。

（3）肿瘤：非转移肿瘤性视网膜血管炎。

（4）药物：如氨基糖苷类中毒性视网膜血管炎。

（三）依据受累血管分类

1. 视网膜静脉炎　以视网膜静脉损害为主，如视网膜静脉周围炎（Eales病）、霜样树枝状视网膜血管炎、视盘血管炎等，以及一些全身疾病，如结节病、多发性硬化、Behçet综合征、强直性脊柱炎等。视网膜静脉炎可引起静脉阻塞，表现为管壁浸润或白鞘，染料渗漏，视网膜水肿、深浅不等出血、浸润、渗出，视盘充血、水肿，黄斑水肿，前房及玻璃体常有细胞反应。

2. 视网膜动脉炎　以视网膜动脉损害为主，如急性视网膜坏死、IRVAN综合征、节段状视网膜动脉周围炎等。一些全身性疾病引起的视网膜血管炎也较常累及动脉，如系统性红斑狼疮、抗磷脂综合征、结节性多发性动脉炎、成人Still病等。可引起动脉阻塞、浅层视网膜出血、水肿、棉绒斑，前房和玻璃体无或少细胞反应。全身疾病引起的视网膜动脉炎往往引起视网膜毛细血管前小动脉阻塞，导致视网膜大量棉绒斑，如系统性红斑狼疮、成人Still病等所致的血管炎性视网膜病变。

（四）依据发病部位分类

1. 前部为主的血管炎　主要累及周边部血管，如急性视网膜坏死、视网膜静脉周围炎。

2. 后部为主的血管炎　主要累及后极部血管，如IRVAN综合征、霜样树枝状视网膜血管炎、视盘血管炎等。

二、间接检眼镜下视网膜血管炎的表现

常可见葡萄膜反应，房水细胞、闪辉，玻璃体细胞，双目间接检眼镜下可发现玻璃体腔絮状、雪球状渗出。眼底表现为血管周围的渗出、水肿，炎性浸润，典型的呈蜡泪样（dripping/flowing candle wax sign），以及出血、棉绒斑等。血管管腔扩张或者狭窄甚至闭塞，也可形成侧支循环、动静脉吻合，病变晚期管壁纤维化形成管壁白鞘，可增殖形成新生血管，或者神经胶质增生、纤维增生。

三、间接检眼镜在视网膜血管炎治疗中的应用

视网膜血管炎的治疗手段包括病因治疗、药物治疗、光凝治疗以及手术治疗。光凝治疗时主要采用激光间接检眼镜针对无灌注区进行光凝；对于广泛血管闭塞特别是虹膜有新生血管时，应行广泛视网膜光凝；黄斑水肿可行黄斑格栅光凝。

（魏文斌）

参 考 文 献

1. 李凤鸣，罗成仁.眼的先天异常.北京：人民卫生出版社，1990：107

2. 张承芬.眼底病学.北京：人民卫生出版社，1998：388

3. 黄叔仁.临床眼底病学.合肥：安徽科学技术出版社，1994：78-81

4. 魏文斌.放射状角膜切开术后视网膜脱离的治疗.中华眼底病杂志，1993,9（3）：129

5. 杨培增，李绍珍.葡萄膜炎.北京：人民卫生出版社，1998：183-213

6. 魏文斌，杨文利，张红言，等.中间葡萄膜炎的超声生物显微镜检查.中华眼科杂志，2002,38（4）：207-209

7. 魏文斌，陈积中.眼底病鉴别诊断学.北京：人民卫生出版社，2012

第十六章

激光间接检眼镜的临床应用

激光间接检眼镜首先于 1981 年由 Mizuno 报道,将双目间接检眼镜改装,与 NIDEK95 型氩离子激光机结合,使之可在间接检眼镜下进行光凝,1984 年该技术开始商品化。随着激光技术的发展,激光间接检眼镜激光源由最初的氩激光发展为目前更便携、更方便的半导体激光。激光间接检眼镜一般为激光器的一种附件,与裂隙灯适配器和眼内激光探头构成常规的激光发射类型。后两者在临床上已成为常规应用,然而在一些情况下,如婴幼儿和不能配合裂隙灯前坐位激光治疗的患者,激光间接检眼镜则是适宜的光凝治疗手段之一。随着间接检眼镜的广泛应用,以双目间接检眼镜为载体的激光治疗技术(laser therapy using the binocular indirect ophthalmoscope delivery system,LIO) 应用范围也越来越广。1987 年 Friberg 对视网膜血管疾患进行激光间接检眼镜光凝治疗,共 100 只眼,疗效满意。1992 年 Augsburger 报道用于视网膜母细胞瘤光凝治疗;1993 年北京同仁医院也开始应用此技术治疗眼底病变。

第一节 激光间接检眼镜的结构和原理

一、激光间接检眼镜的组成

同普通双目间接检眼镜类似,也由头盔、照明系统、目镜、物镜、电源等构成,最主要的区别为增加了激光瞄准和激发装置,在照明系统的配合下,可进行光凝治疗(图16-1)。

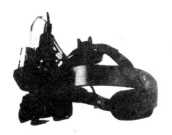

图 16-1　激光间接检眼镜

二、激光间接检眼镜的光路途径

如图 16-2 所示。

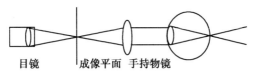

目镜　　　成像平面　手持物镜

图 16-2　激光间接检眼镜的光路途径

第二节　激光间接检眼镜的特点及临床应用

一、激光间接检眼镜的特点

　　激光间接检眼镜的基本结构由普通的诊断用双目间接检眼镜衍化而来,因此也具备双目间接检眼镜的特点。其优点如下:①眼底照明光度和光线穿透力强。②视野范围宽,立体感强。③诊治体位常为仰卧位,不需接触镜,故不需麻醉,亦无感染机会,所以特别适合于以下类型患者:全身麻醉下的新生儿、儿童,不能端坐于裂隙灯前的残疾人和年老体弱及肥胖者;对激光治疗怀有恐惧心理者,屈光间质不清晰者;近期接受手术治疗,不能或难以接受角膜接触镜者。治疗时,医师一只手持物镜,同时另一只手可应用压迫器协同操作,如同常规眼底检查一样,符合一般使用习惯。

二、临床应用适应证

临床适应证包括:①视网膜周边部裂孔、伴有玻璃体牵拉的变性区、合并视网膜浅脱离的视网膜裂孔,后者经巩膜外顶压后驱散视网膜下液可完成视网膜光凝;②需全视网膜光凝但屈光间质欠清,包括较明显的晶状体混浊、核硬化、玻璃体混浊和轻度玻璃体腔局积血、眼内气体充填术后全部或部分充满气体等;③眼内手术或眼外伤后需尽快光凝病变区而又不便于使用接触镜压迫眼球;④早产儿视网膜病变、视网膜母细胞瘤、Coats 病;⑤儿童、体弱老年、残疾人等不易配合或需仰卧位治疗的患者。

三、临床应用禁忌证

不适用于在视网膜血管弓以内或需局部细微光凝治疗的患者。

第三节　激光间接检眼镜的使用方法

一、麻醉

1. 成人不需全麻,甚至在多数情况下局麻都可省略,但是应用 810nm 波长的二极管激光器进行光凝时由于能量也能被脉络膜深层吸收,因此患者可能感到轻度疼痛,可局部使用表面麻醉药点眼,对于敏感的患者可球后注射 2% 利多卡因 2~3ml。球后麻醉后患眼转动受限,为改变眼位需应用巩膜压迫器。

2. 儿童可口服水合氯醛(0.5~1ml/kg),若激光治疗时间较长,口服镇静药亦无法配合者可行吸入性全身麻醉,需准备婴幼儿专用面罩或喉罩、袖带、血氧探测头,同时行心电监测、呼吸监测及血氧监测。小儿全身麻醉需麻醉科会诊除外全身麻醉禁忌证,根据不同年龄小儿确定禁食水时间。全身状况较差的婴幼儿需与儿科医师协作完成治疗。

患者仰卧位,治疗前充分散大瞳孔,嘱患者注射某一方位并保持眼球固定。医师头戴激光间接检眼镜,左手拇指与示指撑开眼睑,右手持物镜,若使用开睑器开睑,左手可用巩膜压迫器顶压检查,该镜距离角膜表面约5cm,调整红色瞄准激光光斑位于白色照明光区域中,轻移动头位,同时调节手持的物镜和患者的眼位相对位置,使白色照明光和红色瞄准光照入患者眼内,如同双目间接检眼镜检查一样,可在物镜前得到一倒置实像,少许变换物镜位置及其与患眼角膜的距离,以便瞄准光能清晰地聚焦在眼底部位。调节激光参数,应从较低的功率开始,逐步增加,结合调整光斑的大小和曝光时间,直到眼底出现满意的光凝反应。光斑的移动无非依靠患眼眼位的改变、物镜的倾斜度和治疗者头部位置的微量变化。在实际临床治疗时,上述因素是综合应用的,尤其以轻巧地改变患眼眼位和变换物镜的倾斜度更为主要,尽量少改变头位,否则易使颈部疲劳。必要时右手(右利者)使用压迫器协助,以便对周边部视网膜裂孔、变性区等病变进行光凝。除此之外,压迫器还可协助固定眼位(此时用力宜轻)。总之正确、灵活地应用压迫器有助于双目间接检眼镜下的操作。

三、手持物镜的方法

原则与使用双目间接检眼镜相同,尽量保持成像的清晰完整,减少变形。治疗区域应位于物镜中央2/3,减少透镜边缘的相差;有时需稍稍变换物镜的倾斜度,减少其前后表面的反射光重叠,增加成像的清晰度;治疗周边病变区域时,光斑呈椭圆或条形,需倾斜物镜,使其中轴与光路大致平行,减轻光凝斑变形程度;持物镜时稳健且灵巧轻柔,使得治疗时既可保证准确又能减轻手部的疲劳,保持稳定和便于变换激光击射方向。

四、激光参数的选择

激光机的波长相对固定,目前常见的有532nm和

810nm,多波长的半导体激光器已广泛应用于临床,有关激光波长的选择主要取决于眼底病类型、患眼屈间质混浊程度等,具体可参照有关激光光凝治疗文献。对于激光间接检眼镜来说,主要调节以下参数:光斑大小、输出功率、曝光时间和激光重复击射间隔时间。间隔时间的选择较简单,原则是既允许操作者能及时准确变换光斑位置,又能节省治疗时间,一般选择 0.3~0.6 秒,根据术者的习惯和熟练程度而定。相对复杂的是对输出功率、曝光时间和光斑大小的确定。

(一) 输出功率

使用时应从最低功率标定开始(一般是 200mW),以直视下眼底出现淡淡的灰白色光凝反应为准,一般很少超过 500mW。

(二) 曝光时间

常选择在 200~400 毫秒,在保持一定能量的情况下,曝光时间和输出功率呈负相关,曝光时间愈短,所需功率愈大,伴随的风险亦愈大,因此,应选择相对长一些的曝光时间,保证治疗的安全性。

(三) 光斑大小

决定光斑直径的有物镜屈光度、物镜与患眼距离和患眼屈间质三个因素。实际上,物镜和患眼屈光间质相对固定,光斑的大小可随时通过适量改变工作距离(即激光器与物镜之间的距离)来调节,当激光斑聚焦于眼底平面时光斑最小,超过或小于最小光斑的工作距离,光斑都将增大。此外,患眼屈光间质密度越大,对光的折射能力越小,光斑越大。在有晶状体眼行眼内注气后,玻璃体腔充满气体时,用常用的 +20D 非球面物镜易使眼底的光凝斑过小,故宜用 +28D 的物镜,在患眼屈光度一定的情况下,如果 +20D 透镜下的光斑直径 400μm,则在 28D 下光斑直径为 560μm。其理论计算公式为:成像平面光斑直径 × 物镜屈光度(D) / 患眼屈光度(D) = 实际视网膜光斑直径。

第四节 激光间接检眼镜的临床应用及其并发症

一、临床应用

(一)早产儿视网膜病变

早产儿视网膜病变(retinopathy of prematurity,ROP)是一种主要发生在低孕周、低体重、生后有吸氧史的早产儿视网膜血管性疾病。有较多的报告认为激光治疗早期早产儿视网膜病变效果与冷冻疗法相同,甚至更好。Mcnamara 等(1991 年)分别比较冷冻治疗组 12 只眼和激光治疗组 16 只眼的疗效,3 个月后效果良好者分别为 75% 和 94%。Lander 等(1992 年)以激光治疗 3 期早产儿视网膜病变 15 只眼,6 个月后 73% 有效。且用激光光凝替代冷凝治疗可以更好地改善解剖结构和功能,而二极管激光较氩激光产生的热量少,因此诱发白内障的危险性较小。

1. 适应证 对阈值前 ROP 和阈值 ROP 激光光凝治疗可以取得良好的效果。

2. 禁忌证 对于 ROP 4 期和 5 期患者,即使行玻璃体视网膜手术也预后不良,退行期 ROP 可随访观察。

3. 操作方法 激光治疗的目标是对视网膜皱襞到锯齿缘之间的无血管区进行完全光凝。操作时,可用显微开睑器撑开眼睑,同时保持角膜湿润(可应用少量黏弹性物质),使用二极管激光(有晶状体血管膜的患者会相应降低激光束的作用,可以考虑与透巩膜二极管激光光凝联合应用),在视网膜边缘的无血管区光凝治疗,接近但不包括嵴部。目标是在整个周边,无血管区视网膜都有分散的激光斑。通常先从有血管区的前缘开始一直到锯齿缘,必要时使用巩膜压迫器(需注意当巩膜压陷时,激光的能量应降低 40%~50%)。靠近嵴部的激光治疗,每个激光烧灼点之间距离应小于 1/4 个光斑宽度。当移动到周边区时,距离可以增加到 1/2~1 个光斑宽度。通常在无血管区域,不同区域需要的能量和持续时间有所不同。二极管激光开始设置 150mW,持续时间 0.3~0.4 秒,这个能量通常是阈下能量。根据激光反应,以 50mW 为间隔进行调整,直到出现带黄灰白的视网膜反应。根据使用的物镜和目镜与患者的距离不同,激光斑点的大小也不同,推荐采用近距离融合性治疗。需要光凝的点数取决于无血管区的大小和激光斑点大小,可以为 600~2000 点不等。由于患儿全身情况不允许、治疗时可视性差等原因,往往需要分多次治疗。如果没有病变退行的迹象甚至病情发展时,10~14 天后可以在嵴附近的遗漏区进行补充治疗。

4. 注意事项

(1) 为了避免出血,边缘区最好不要给予治疗。

(2) 血压高的婴儿在治疗时可能出现视网膜出血。

(3) 有晶状体血管膜的患者会相应降低激光束的作用,可以考虑与透巩膜二极管激光光凝联合应用。

(4) 对于全身情况差的早产儿,可在医护人员配合下,在暖箱内单纯表面麻醉完成眼底检查。对于应当接受激光光凝治疗的患儿,可在新生儿监护和麻醉师的密切监控下完成治疗。治疗前向患儿家属充分交待麻醉风险,治疗后立即转入新生儿监护病房。

(5) 应当充分权衡早产儿全身情况和 ROP 治疗时机,若患儿无法耐受治疗,可密切观察病情进展,适当延迟治疗。但 3 期到 4 期病变发展迅速,错过治疗时间窗后,疾病便难以控制。

(二) 眼底肿瘤

眼底肿瘤的光凝适应证同常规激光光凝,应用激光间接检眼镜更适合于周边的视网膜血管瘤、包括毛细血管扩张等。对于冷冻或放射治疗复发的视网膜母细胞瘤,瘤体较小者亦可应用。下文以视网膜母细胞瘤为例叙述。

视网膜母细胞瘤(retinoblastoma,RB)是小儿最常见的恶性肿瘤,小儿难以配合眼病的激光治疗,故间接检眼镜下激光治疗配合 Retcam 系统在 RB 的诊疗中非常重要。激光治疗 RB 损伤小、可重复,常用的治疗方式主要包括激光光凝和经瞳孔温热疗法。PDT 疗法不常用,此处不再赘述。

1. 适应证

(1) 经瞳孔的激光光凝可用于赤道部至后极部区域,直径 3mm、高度 2mm 以内的小肿瘤,局限于视网膜,未累及视神经或黄斑,未侵犯脉络膜,瘤细胞未在玻璃体种植者。

(2) 经巩膜的二极管激光适合于眼前部经瞳孔激光治疗困难的 RB。

(3) 邻近中心凹或视神经的肿瘤,因为放射治疗、冷冻及激光光凝治疗上述部位的肿瘤常会严重损害视力,可采用经瞳孔温热治疗 (through pupil thermotherapy, TTT)。

2. 禁忌证

(1) 肿瘤直径大于 3mm、高度大于 2mm。

(2) 肿瘤细胞已有玻璃体播散和种植。

(3) 肿瘤累及视神经或黄斑。

(4) 肿瘤侵犯脉络膜。

(5) 肿瘤已有远处转移。

3. 治疗方法　810nm 二极管激光、532 倍频 YAG 激光、1064nm 的 Nd:YAG 激光、多波长氩离子激光等多种激光可用于 RB 的治疗。其能量大小、光斑大小以及作用时间依肿瘤病灶的大小和临床反应而异,能量的设定可以从 250~300mW 开始,以 50mW 渐增,作用时间可从 400~600 毫秒开始,以 100 毫秒渐增,直至出现光凝反应为止。治疗时应避免过高的光凝温度,治疗 1~3 周后可重复光凝。

TTT 治疗 RB 还有利于化疗药物更有效地渗透到肿瘤组织中,增强药物作用。常用能量 300~400mW,作用时间 10~15 分钟,光斑大小 2mm,无治疗时的即刻反应,肿瘤逐渐变为灰白色。

4. 并发症

(1) 玻璃体混浊、玻璃体腔积血。

(2) 肿瘤细胞的玻璃体播散。

(3) 色素上皮游离、视网膜脉络膜瘢痕。

(4) 麻醉意外。

(5) 其他同普通激光治疗的并发症。

5. 注意事项

(1) 激光强度、光斑大小以及治疗时间依肿瘤病灶的大小和临床反应而异,能量及作用时间从低开始,逐渐增加到出现反应为止,应避免过高的光凝温度,能量的使用与肿瘤的高度呈正相关。

(2) 多发的小肿瘤的治疗需要严密随访,中度大小的肿瘤仅用局部治疗可治愈,但最好联合化疗,大肿瘤的治疗需要化疗联合局部治疗。

(3) 激光光凝一般不与化学减容法治疗同时应用,常把 TTT 作为化学减容后续的主要局部治疗方式。

(三) Coats 病

Coats 病是一种以特发性视网膜毛细血管和微血管异常扩张为特征,并常伴有视网膜内或视网膜下脂质渗出,甚至发生渗出性视网膜脱离的外层渗出性视网膜病变。Coats 病患儿多数也无法配合常规激光治疗,需在间接检眼镜下进行激光治疗,有条件的区域可结合 Retcam 进行诊治和随访。

Shields 等总结大量 Coats 病的病例提出以下分期标准:

1 期:仅有视网膜毛细血管扩张

2 期:毛细血管扩张和渗出并存

A 渗出未累及黄斑中心凹

B 渗出累及黄斑中心凹

3 期:渗出性视网膜脱离

A 次全脱离

① 未累及中心凹

② 累及中心凹

B 全视网膜脱离

4 期:全视网膜脱离继发青光眼

5 期:严重的终末期疾病

1. 适应证

(1) 1 期和 2A 期。

(2) 光凝对部分病程较长的 2 期眼有效。

2. 禁忌证

（1）4 期和 5 期。

（2）3 期眼光凝治疗基本无效。

3. 治疗方法　治疗可使用氩激光或氪激光，光斑直径 200~500μm，曝光时间 200~300 毫秒，功率 200~500mW，从低能量开始，逐渐加大能量直至视网膜出现灰白色反应。可反复光凝，间隔 2~4 周。

4. 注意事项　不能仅仅看到毛细血管扩张和渗出就诊断 Coats 病，还有很多疾病可能会出现上述体征。应当依据诊断标准认真进行鉴别诊断，以免误诊和漏诊。

（四）全视网膜光凝

相对于体质虚弱、不易配合的患者以及婴幼儿来说，激光间接检眼镜光凝治疗比常规在裂隙灯下操作更为简单方便。体弱的患者可舒适地仰卧于治疗床上，而不配合者可予全麻。正常情况下全视网膜光凝较少应用巩膜压迫器，同常规光凝一样，每次治疗 1~2 个象限，每个象限 400~500 点。常用的治疗参数为 300~400mW，曝光时间 200 毫秒。北京同仁医院曾以此方法治疗 36 例 40 只眼伴一定程度屈光间质混浊不能用氩激光治疗的糖尿病视网膜病变患者，平均随访 11 个月（8~14 个月），29 只眼（73%）视力恢复或维持不变，在 34 只眼增殖性视网膜病变中，25 只眼（74%）新生血管部分或全部退行。

（五）视网膜裂孔

巩膜冷冻也可治疗视网膜裂孔，但其促进 RPE 细胞释放，加重玻璃体视网膜增殖的程度也较为明显，且术后结膜水肿充血。而激光光凝可避免这些缺陷，光凝时只要在裂孔周围包绕数圈即可。双目间接检眼镜下的激光治疗更便于光凝周边部的视网膜裂孔，尤其是巩膜扣带术后需加强视网膜粘连程度，而巩膜外有硅胶带，无法有效冷冻时，应用激光间接检眼镜较为方便，嵴上附近的裂孔、变性区也可尽早光凝。但是如果屈光间质非常混浊而且裂孔位于上方，还是应尽早巩膜冷冻，防止视网膜脱离。

（六）眼内注气术后

眼内的气泡使得在裂隙灯下难以较清晰地观察眼底，不易进行坐位下的激光光凝。而在激光间接检眼镜下，通过改变患者的头位,可使激光束通过非气体部分击射到眼底,产生清晰的光凝反应。

（七）其他

当医患双方中患有某些传染性疾病,如流感、结核等,而此时又必须行光凝治疗,那么应用激光间接检眼镜进行操作无疑可减少相互传染的风险。对其他眼科需要进行激光治疗但难以配合的患者或全身状况不允许裂隙灯照明下普通激光治疗者,可采用此法治疗,治疗方法不再赘述。

二、并发症

（一）脉络膜出血

罕见,早期文献偶有报道,多由于脉络膜色素变化不均致能量不易稳定控制或屈光间质混浊时所用光凝能量过强而致。因此光凝时功率应逐渐增大。在保证合适的光斑反应时,尽可能应用最小的输出功率,此外光凝斑最好要呈近圆形。若出血发生,应对患眼加压,1分钟左右出血一般停止,可以在脉络膜出血周围再光凝包绕数圈。

（二）意外黄斑灼伤

由于激光间接检眼镜的可视区域较大,当患眼突然转动,有造成意外黄斑灼伤的危险,对意识清醒的患者治疗时需嘱保持眼位稳定。

（三）晶状体和角膜灼伤

偶可发生角膜或晶状体混浊(在玻璃体手术联合眼内注气后,角膜往往有混浊)。只要保证不用过大的功率均可避免。激光间接检眼镜光凝治疗的并发症多与激光能量过大和操作者的熟练程度有关。除了要有严格的适应证外,还要掌握正确的光凝方法,医师的身体必须保持平衡,头和手要稳定,因为较少的移动即可导致光凝点的显著偏移,手持物镜与角膜的距离可根据需要而变化,随之输出功率或曝光时间也要相应调整,当距离缩短时,输出功率或曝光时间要调小,否则光凝反应将会过强。

（四）角膜上皮损伤

间接检眼镜下的激光治疗要求患者始终保持睑裂开

大状态，不同于裂隙灯照明下的激光治疗，间接检眼镜下激光治疗时角膜上无接触镜，治疗过程中凭生理盐水或眼用凝胶点眼保持眼表湿润。若治疗时间过长，角膜暴露时间过长，可能造成角膜上皮损伤。

（马　燕）

参 考 文 献

1. Mizunok. Binocular indirect argon laser photocoagulation. Br J Ophthalmol, 1981, 65:425

2. Friberg TR. Clinical experience with a binocular indirect ophthalmoscope laser delivery system. Retina, 1987, 7:28

3. Augsburger JJ, Faulkner CB. Indirect ophthalmoscope argon laser treatment of retinoblastoma. Ophthalmic Surg, 1992, 23:591

4. 卢宁, 王光璐. 二极管激光治疗糖尿病性视网膜病变的临床观察. 中华眼底病杂志, 1996, 12(2):111

5. McNamara JA, Tasman W, Brown GC, et al. Laser photocoagulation for stage 3+ retinopathy of prematurity. Ophthalmology, 1991, 98(5):576

6. Landers MB 3rd, Toth CA, Semple HC, et al. Treatment of retinopathy of prematurity with argon laser photocoagulation. Arch Ophthalmol, 1992, 110(8):1118

第十七章

双目间接眼底裂隙灯显微镜检查法及其临床应用

早在 1953 年 El Bayadi 就介绍了用 +55D 凸透镜进行眼底双目显微镜检查。后来，Rotter（1956 年）、Rosen（1959年）亦作了描述。Lundberg 1985 年开始使用 +60D 凸透镜，同年 Volk 开始用 +90D 非球面镜进行双目间接眼底裂隙灯显微镜检查。最理想的眼底检查需要有良好的照明，立体成像，图像有足够放大，宽视野，使用器械简单，患者易接受，间接眼底裂隙灯显微镜检查法具备了所有这些特点。间接眼底裂隙灯显微镜检查法已成为临床眼科医师检查眼底的常用方法之一，但国内目前仍有相当多的临床医师未熟练掌握。笔者近十几年通过临床实践，积累了点滴体会，认为双目间接眼底裂隙灯显微镜检查法在常规眼底检查、黄斑病变、玻璃体视网膜界面病变、视网膜脱离的检查和治疗、眼底照相、激光治疗、玻璃体的研究等方面具有重要的价值，是值得推广的眼底检查基本方法。

第一节　常用的几种眼底裂隙灯显微镜检查法的比较

眼底裂隙灯显微镜检查除裂隙灯显微镜外，尚需一种辅助的透镜——非接触式前置镜及接触式三面镜/全检眼镜，目前常用的有 Glodmann 三面镜，全检眼镜（panfundoscope），+90D、+78D、+60D 非球面镜等，其光学特点和临床应用各不相同，各有其优点和不足（表 17-1，表17-2）。

笔者曾同时使用常用的眼底检查法：Glodmann 三

表 17-1　眼底裂隙灯显微镜检查的几种透镜的光学特点

	三面镜	全检眼镜	+90D 透镜
影像类型	直立实像	倒置虚像	倒置虚像
放大率	87%×	70%×	44%×
	实物大小	实物大小	实物大小
	(10→25×)	(10→25×)	(10→25×)
视野范围	30°	130°	94°
周边影像变形	极小	较明显	轻度

面镜、全检眼镜、间接眼底裂隙灯显微镜(indirect fundus slit-lamp microscope),最后用双目间接检眼镜(indirect ophthalmoscopy,+20D)对 100 例视网膜脱离患者术前、术中、术后进行眼底检查,对这几种方法进行比较,以便进一步说明双目间接眼底裂隙灯显微镜检查法在视网膜脱离的检查和治疗中应用的价值及其特点。不同方法眼底检查结果的比较见表 17-3。

一、直接眼底显微镜检查

直接眼底显微镜检查(direct fundus biomicroscopy),使用的前置镜是 –58.6D 的凹透镜(Hruby 镜头)。可置于被检眼角膜前 15mm 进行检查,不接触角膜,可产生狭窄的眼底正像。适用于手术后或有炎症反应的患者。缺点是放大倍率较小,视野小,充分散瞳以及良好使用的情况下最多也只能看到 60° 视野,玻璃体和眼底周边部不便于检查,反射光线较多,易干扰被观察的物体。

二、Glodmann 三面镜检查

三面镜检查是临床医师最常用的眼底检查方法之一。三个反射镜面的倾斜度分别为 75°、67° 和 59°,借此三个反射镜面可看清眼底各部分,包括前房角。所见眼底像为反射像,通过透镜中央部镜面可看清眼底的后极部,通过 75° 镜面可检查眼底赤道部至眼底 30° 的范围,67° 镜面可看清眼底周边部,59° 镜面可看见极周边眼底和前房角,配

表 17-2　常用的透镜光学特点

	20D	28D	Ultra Mag 60D	High Mag 78D	Osher Pan-Fundus 78D	Standard 90D	Ultra View SP 132D	Super VitreoFundus
影像放大率	−2.97×	−2.13×	−1.15×	−0.93×	−0.77×	−0.75×	−0.45×	0.57×
视野范围	50°	58°	76.3°	84°	98°	94°	99°	103°/124°
工作距离（mm）（距角膜顶点）	47	29	11	8	7	5	4	4~5
焦距（mm）	50.0	35.7	19.23	15.6	12.8	12.5	7.6	—
光学区直径（mm）	48.0	38.2	30.0	29.1	27.0	19.2	16.0	—
重量（g）	35	22	17	17	21	6	8.5	—

表 17-3　不同方法眼底检查结果的比较

	三面镜	全检眼镜	+90D透镜	间接检眼镜（+20D）
周边眼底检查	非常满意	满意	满意	非常满意
玻璃体的观察	较满意	较满意	非常满意	较满意
屈光间质不清及瞳孔不大时	效果差	满意	非常满意	满意
显微手术中应用	非常满意	满意	满意	不满意
耐受性　术前	好	好	非常好	非常好
术后	差	差	非常好	非常好

合巩膜压陷器可检查锯齿缘附近的视网膜、睫状体平坦部和玻璃体基底部。其优点:充分散瞳、屈光间质清晰时是眼底检查的常用、安全可靠的方法,尤其是周边部眼底检查的理想方法之一,适合于玻璃体视网膜手术中应用,亦可用于视网膜激光光凝,尤其是周边部视网膜光凝。缺点是其必须接触角膜、瞳孔必须充分放大,一个眼位下可视范围小,人工晶状体眼周边部眼底检查较困难,对玻璃体检查不理想,屈光间质不清晰时亦难满意地检查。

三、全检眼镜检查

优点是视野宽,可以看到眼底全貌,瞳孔不大时亦能看清眼底,人工晶状体眼也能满意地检查周边部视网膜,可用于周边部视网膜光凝,玻璃体视网膜手术中亦可应用,缺点是反光强,看不到锯齿缘区域,周边影像变形明显,玻璃体检查尤其是玻璃体视网膜关系分辨尚不理想,而且必须接触角膜。

四、双目间接眼底裂隙灯显微镜检查

常用的透镜有 +132D、+90D、+78D、+60D 的非球面镜等。优点是不接触角膜,尤为适用于不适宜放角膜接触镜以及对接触镜检查不合作及儿童患者,可获得高质量的影像(照明亮、景深好、视野宽、立体感强),正常瞳孔下也可

检查眼底,有晶状体眼可以看到赤道部视网膜,人工晶状体眼、无晶状体眼可以达到赤道部以前,玻璃体视网膜手术中能很好地应用,亦可用于激光视网膜光凝,屈光间质不清晰如白内障、玻璃体积血时亦可满意地检查眼底,可用于眼底照相以及玻璃体的静态和动态研究。缺点是镜面反光较强,有晶状体眼赤道前眼底难以检查到,影像倒置,眼球活动,技术上需要一定的实践适应过程等。

第二节　双目间接眼底裂隙灯显微镜检查的设备和方法

在裂隙灯显微镜检查的基础上再需一个 +90D、+132D 或 +78D、+60D 的非球面镜,以 +90D 透镜为例,屈光度为 90D,双面凸透镜,直径约 20mm(Volk)(Nikon,22mm)重约 15g,允许几乎所有光线透过(99%),为非球面镜,透光均匀,可减少球面像差,获得影像(裂隙灯下 +90D 透镜)是倒置虚像,立体、放大的(10~25 倍,根据裂隙灯的放大系统调节),宽视野,放大 10 倍时约 45°,因此同时具备间接检眼镜和裂隙灯的照明、光学、放大的效果。

一、被检查者的准备

调整被检查者的座位以及裂隙灯高度,尽量保证舒适以配合检查,避免疲劳。被检查者,将头部舒适地放置在头部固定架上,双眼水平向前注视。

常规小瞳孔眼底检查时无须散瞳,对于有原发性闭角型青光眼可疑者应慎重散瞳,除此之外,尽量以散瞳检查为好。散瞳时可尽量使用单纯散瞳剂或弱的睫状肌麻醉剂,常用的散瞳剂有 0.5%~1% 托吡卡胺、2.5%~10% 去氧肾上腺素、米多林(mydrin-P)、2% 后马托品或 1% 阿托品等。

二、检查方法

一般裂隙灯检查的基础上,检查者两肘部固定于检查台上,保持舒适状态,右手可以调节照射镜与显微镜的共同转动把柄或显微镜的粗细调节螺旋。调整瞳距和焦距,使用最小放大倍数,最低光强度。将裂隙灯与显微镜置于同一轴线,夹角为零,调整裂隙光带的长度和宽度,垂直于被检查眼角膜中央聚焦。左手拇指与示指固定非球面镜,小指、环指可放于被检查者前额以确保镜面不与眼部接触,同时起到支撑作用。检查右眼用左手,检查左眼则用右手。非球面镜置于被检查眼眼前,镜面顶端与角膜面大约相距 8mm,裂隙灯显微镜后拉约 3cm,再缓慢前推,目镜中即可见到眼底裂隙光带。看到眼底后,镜头不再动,仅左右上下移动光带扫描,清楚成像要求检眼镜头、光源互相协调。检查右眼时嘱被检查者左眼注视检查者右耳垂,检查左眼则反之,较容易看到视盘,在常规小瞳孔检查时尤为有帮助。

第三节 双目间接眼底裂隙灯显微镜检查法的临床应用

一、在视网膜脱离的检查和手术中的应用

(一) 术前检查

+90D 透镜、全检眼镜和双目间接检眼镜对视网膜脱离的范围、形态有一总体的分析,可以整体观察视网膜情况,有助于视网膜脱离的诊断,PVR 分级和术式选择。但 +90D 透镜赤道部以前眼底难以看到,无晶状体眼、人工晶状体眼结合眼球运动和裂隙灯的协调可以看到锯齿缘以后区域,看不见锯齿缘,就此而言,+90D 透镜和双目间接检眼镜相比在视网膜脱离术前检查中并未显示出特别的优点,但它可以很好地分辨玻璃体与视网膜的关系,直接投照或后照法可以区分玻璃体后脱离、玻璃体视网膜的粘连、牵引,能看到赤道后的视网膜裂隙像,合并白内障或玻璃体积血等屈光间质不清晰、瞳孔不能充分散大时仍可满意检查眼底,比三面镜显示了一定的优点。对判断有无玻璃体黄斑牵引、黄斑前膜、黄斑裂孔尤其有利。

（二）术中应用

+90D 透镜和三面镜、全检眼镜一样，均适合玻璃体视网膜手术中应用，用手术显微镜及其裂隙光带可以很好地观察周边视网膜，+90D 透镜视野宽，可以了解眼底全貌，而三面镜一个眼位下可视范围小，分区域显示，术中须不断旋转镜面，双目间接检眼镜虽然可以非常满意地在视网膜脱离手术中应用，但并不适合玻璃体视网膜显微手术中使用。当然，+90D 透镜和 +60D 透镜一样镜面反光强、倒像，术中操作难以协调，必须有一个适应过程，尚难以被广泛采用。

（三）术后应用

间接眼底裂隙灯显微镜检查不接触角膜，有或无晶状体眼、人工晶状体眼均能清晰显示巩膜加压嵴，眼内注气、硅油眼内充填术后可以通过气泡或油泡清晰地观察眼底，是视网膜脱离术后眼底检查的理想方法，而三面镜、全检眼镜需接触角膜，尤其是术后早期常难以让患者接受，这是间接眼底裂隙灯显微镜检查法较其他方法的最大优点之一。

二、用于后极部眼底的常规检查

可用常规小瞳孔下的眼底检查，散瞳后可以满意地检查后极部眼底，其立体感强，可形成较好的视网膜裂隙像，可以区分脉络膜、视网膜占位病变和视网膜脱离，黄斑部病变如视网膜下新生血管膜，黄斑变性、水肿、出血、板层裂孔及全层裂孔等可以明确鉴别，可以区分视网膜前膜、视网膜增殖和视网膜下增殖，以及视网膜出血或视网膜下出血，是眼底病的诊断与鉴别诊断的理想检查工具之一。其视野宽，亦可用于糖尿病视网膜病变的临床研究，用以分析病变程度、病变进展以及疗效观察。亦可用来研究观察青光眼性视盘改变，当然，用 +78D 或 +60D 透镜，其放大倍数大，效果更好。

三、用于玻璃体视网膜照相

与三面镜相比，间接眼底裂隙灯显微镜检查眼底，可获得高质量的眼底影像,简单的设备(裂隙灯、照相机、+90D 透镜)即可拍摄高质量的放大的眼底照片,照明度强,图像放大,图像失真、模糊程度最小,亦可获得动态下的玻璃体照片。

四、用于激光视网膜光凝治疗

术后早期难以接受接触镜、放接触镜不合作及儿童患者,以及不宜放接触镜的某些眼病患者、人工晶状体眼周边眼底不清晰或瞳孔散不大、屈光间质不清晰时以及玻璃体注气术后,用 +90D 透镜可以非常满意地进行视网膜光凝治疗,而此时三面镜则难以实现。用 +90D 透镜在玻璃体视网膜手术前一天或数小时以及术后几天内等特殊情况下进行视网膜光凝治疗。

五、用于玻璃体的研究

对后部玻璃体的动态观察和照相,能区分后部玻璃体脱离和固定牵引,玻璃体劈裂,视网膜表面皮质残留,玻璃体增殖和新生血管,亦可区分假性和真性玻璃体后脱离,而三面镜只能观察中央和周边部玻璃体,不能进行动态观察,全检眼镜对玻璃体检查亦不理想,间接眼底裂隙灯显微镜检查和照相是玻璃体动态和静态研究的理想方法之一。

六、脉络膜缺损区视网膜脱离与裂孔的辨别

较易识别缺损区的眼底结构异常,及视网膜脱离,较易发现缺损区裂孔。

七、用于病理性近视眼底观察

动态与静态观察病理性近视玻璃体的改变,如 PVD,部分 PVD,玻璃体视盘、玻璃体黄斑牵引、粘连及玻璃体劈裂。发现黄斑区前膜、玻璃体牵引脱离及视网膜劈裂,识别后巩膜葡萄肿区域内有无视网膜浅脱离、有无视网膜裂孔。

(魏文斌)

参 考 文 献

1. EL Bayadi G. New method of slit-lamp micro-ophthalmoscopy. Br J Ophthalmol, 1953, 37:625

2. Rotter H. Technique of Biomicroscopy of the posterior eye. Am J Ophthalmol, 1956, 42:409

3. Rosen E. Biomicroscopic examination of the fundus with a +55D lens. Am J Ophthalmol, 1959, 48:782

4. Lundberg C. Biomicroscopic examination of the fundus with a +60-diopter lens. Am J Ophthalmol, 1985, 99:490

5. Barker FM. Vitreoretinal biomicroscopy: a comparison of techniques. J Am Optome Ass, 1987, 58:985

6. Cavallerano A, Gutner R, Garston M. Indirect biomicroscopy techniques. J Am Optome Ass, 1986, 57:755

7. 易长贤, 黎晓新. 间接眼底显微镜检查技术. 眼科, 1993, 2(1): 52

8. Malbran ES, Lombardi A, Malbran E Jr. Vitreoretinal surgery performed through a 60-diopter lens. Ophthalmic Surg, 1991, 22 (9):548

9. Takahashi M, Jalkh A. Biomicroscopic evaluation and photography of liquified vitreous in some vitreoretinal disorders. Arch Ophthalmol, 1981, 99:1555

10. Takahashi M, Trempe CL. Biomicroscopy evaluation and photography of posterior vitreous segment. Arch Ophthalmol, 1980, 98:665

11. Han DP, Abrams GW, Lewis H. Vitreoretinal photography using the 90-diopter lens. Am J Ophthalmol, 1987, 103:238

12. Whitacre MM. Noncontact retinal photocoagulation at the slitlamp biomicroscope. Am J Ophthalmol, 1987, 104(3):290

13. Bartov E, Treister G. Laser treatment of the retinal periphery with +90-diopter lens. Am J Ophthalmol, 1990, 109:107

第十八章

双目间接检眼镜模拟训练系统

双目间接检眼镜由于其具有立体感、照明度强、视野宽和成像清晰等独特优点，逐渐成为临床眼科医师检查眼底的一项基本功，是方便快捷地诊断和治疗眼底疾病的一项重要工具，还可以方便地用来示教。然而对于初学者来说，熟练掌握双目间接检眼镜的使用技巧需要一定的训练周期，要在正常人眼底和病理性眼底中进行反复练习。对于患者来说，检查过程过长会导致眼部不舒适；对于检查者来说，由于缺乏相应的评估，其学习过程会较长，学习效果也往往欠佳。模拟训练系统是近年来兴起的一种利用虚拟现实（Virtual reality）技术在医疗领域进行模拟检查或手术操作的系统。在眼科领域，双目间接检眼镜模拟训练系统（Eyesi Ophthalmoscope）已逐步应用于眼科临床，成为眼科医师学习和练习眼底检查的重要途径。

第一节　双目间接检眼镜模拟训练系统的工作原理

1997 年，美国加州大学洛杉矶分校的 Daren Andrew Lee 首先在其毕业论文 *Virtual reality simulation of the ophthalmoscopic examination* 中研究了虚拟现实技术在眼科检查中的应用和初步思路，并设想了未来的模拟系统应包括无线检眼镜（wired ophthalmoscope）、头部追踪系统（head tracker）和头盔式显示器（head-mounted display），以使检查者获得一种完全沉浸式（fully immersive）的检查环境。这些设想均在现代技术的发展过程中得到了实现。

当前的双目间接检眼镜模拟训练系统的原理和真实

的双目间接检眼镜类似。在模拟训练系统中,患者头部及眼睛被实物模型来代替(图 18-1),检查者配戴头盔式显示器并手持透镜(图 18-2),通过立体摄像机(图 18-3)将图像传递到工作电脑,并可在检查者的手持透镜上也呈现出相应的眼底图像(图 18-4)。

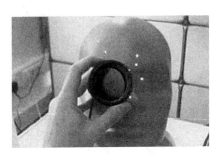

图 18-1　患者头部及眼睛的实物模型

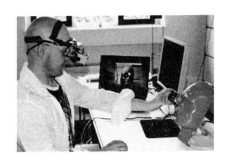

图 18-2　头盔式显示器

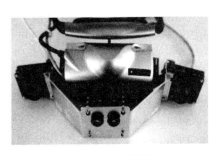

图 18-3　立体摄像机

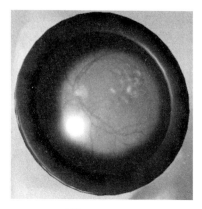

图 18-4　手持透镜上呈现的眼底图像

双目间接检眼镜模拟训练系统的操作如同真实的间接检眼镜，它同样要求检查者手持的虚拟透镜、头盔式显示器中的透镜以及模型眼这三者必须完全重合，方可获得具有立体感的眼底图像。所呈现的也是倒像，而且需要通过逆向移动来观察其他部位。不同之处在于，模拟训练系统中的透镜可以通过操作界面进行相应设置。

第二节　商品化的双目间接检眼镜模拟训练系统的结构

商品化的双目间接检眼镜模拟训练系统由硬件和软件两部分组成。硬件由 4 个部分组成（图 18-5）：①头盔式显示器（head-mounted display），也称为数字眼镜（data eyeglasses）；②模拟脸（patient model head）；③控制系统的触摸屏电脑（PC with touch screen for system control）；④2 个自由移动的虚拟透镜（two freely movable diagnostic lenses）。

软件部分包括涵盖了各种眼底疾病图像的数据库以及相应的诊断和评估系统（图 18-6）。对于患者的一些基本信息，比如年龄、性别、疾病史、症状和体征等，甚至其他检查的结果，该模拟系统均可向检查者提供，以利诊断。

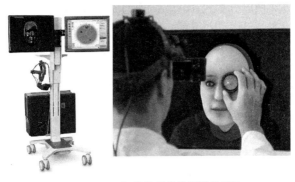

图 18-5　双目间接检眼镜模拟训练系统

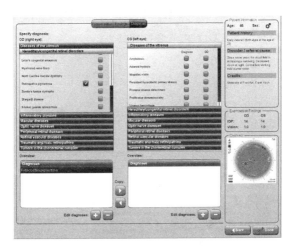

图 18-6　双目间接检眼镜模拟训练系统的眼底图像数据库

在不远的将来,该数据库还可由医师自由添加各种眼底病患者的真实眼底图像来不断扩充完善。

第三节　双目间接检眼镜模拟
训练系统的应用

双目间接检眼镜模拟训练系统的优点在于其具有庞

大的眼底图像数据库、与真实双目间接检眼镜同样的操作体验，并且可以反复操作练习却没有来自患者的压力。因此，双目间接检眼镜模拟训练系统可以很方便地用于眼科医师的教学、培训和评估（图 18-7）。

检查者可从眼底图像数据库中选取病例，通过与真实操作一致的检查步骤，对所见眼底图像进行描述和诊断。模拟训练系统可对检查者的操作方法、花费时间和诊断结果给出相应的评分，并且记录学习过程，让检查者通过自

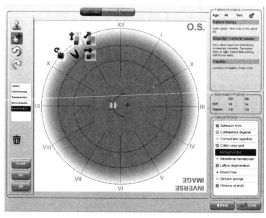

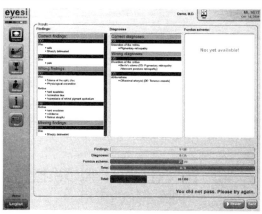

图 18-7　双目间接检眼镜模拟训练系统用于教学和评估

我评估和反复练习获得迅速提高。

在 2012 年的 ARVO 会议上,德国法兰克福的一家眼科机构评估了他们采用双目间接检眼镜模拟训练系统对 239 名实习生的培训结果,发现通过一天的培训可以使 98% 的实习生学会如何定位病变,75% 的实习生能够适当地评估病变的大小,35% 的实习生眼底图像绘图技能得到提高。在培训仅 10 分钟后,30% 的实习生能够检查看到视盘(平均时间为 65 秒),培训 30 分钟后这一比例可达到 60%,培训结束后为 100%。在一天培训结束后,约三分之二的实习生能够认识并充分描述不同疾病的形态。

总之,双目间接检眼镜模拟训练系统是一种新型的眼底检查工具,它通过提供标准化、可重复、可量化评估的眼底模拟检查,以及丰富的眼底疾病数据库,让检查者获得与真实检查相同的体验,能够缩短学习时间,尽快地获得双目间接检眼镜检查的技巧,值得在现代眼科医师的教学评估中广泛推广,是未来的发展方向。

(齐梦　魏文斌)

参 考 文 献

1. Lee DA. Virtual reality simulation of the ophthalmoscopic examination. Los Angeles:University of California,1997
2. Schuppe O,Wagner C,Koch F,et al. EYESi ophthalmoscope-a simulator for indirect ophthalmoscopic examinations. Stud Health Technol Inform,2009,142:295-300
3. Singh P,Deutchle S,Fassbender S,et al. How efficient can we train indirect ophthalmoscopy in The Eye-simulator? ARVO. Poster 3802(A268),2012

学习技巧与体会

　　根据多年的临床教学经验与培训体会,以及众多医师的临床实践验证,双目间接检眼镜临床检查技术的学习与掌握需要花 1 定的时间,经过一定的实践方可熟练掌握。一般通过一天的集中培训即可学会使用并可看到眼底,通过 1 周的训练即可自如地查看眼底的各个方位,经过 1 个月至 3 个月的临床实践,一般都可以较熟练地掌握这一技术,可以熟练压迫巩膜检查远周边眼底,经过半年左右的使用,亦可应用于手术中或眼底激光治疗。

　　理论学习不可少,知道它的成像原理对掌握它有帮助,但光靠听课或看书是学不会这一技术的,重在实践!

　　掌握这一技术首先要有信心。初学者往往有畏难情绪,尤其是已经熟悉直接检眼镜技术的眼科医师,又未理解间接检眼镜的"倒像",往往望而却步。选择一位病理性近视患者,直接检眼镜无法看清眼底,此时,用间接检眼镜即可看清"丰富多彩"的病理性近视眼底,一目了然的快感或许会使使用者信心倍增。

　　掌握这一技术还需要掌握三个技巧,养成一个习惯。第一个技巧是掌握物镜与角膜之间的距离,保持这一距离稳定是学习间接检眼镜的难点之一,我们成人的手大小不会再变,利用持物镜的左手小指或无名指(环指)支撑被检查眼的太阳穴附近,以保持物镜和角膜的距离不变,这是获取眼底清晰图像的前提。第二个技巧是保持目镜、物镜和所要看的眼底的部位三点在一条直线上,无论看后极部还是检查周边部眼底,保持头部倾斜以利三点始终一线。第三个技巧是保持物镜与头部一臂远的距离,保持"老花眼"状态,一般人们看东西不清楚时都会凑近点看,但用间接检眼镜是越近越无法看清眼底,此时头后抬保持头和物镜一臂远的距离即可清晰显示眼底。养成一个习惯就是检查眼底先浏览后极部,再看中周边部,最后借助巩膜压迫器检查远周边眼底,一般后极部一个视野,中周部一个视野,远周边部一个视野,三个视野即可查整个眼底,从后极部沿着视网膜大血管向周边部检查,再顺时针或逆时针一周即可看全眼底,不至于遗漏。

理解"倒像",但也不必恐惧,记着想看哪儿就让患者注视哪个方向,检查者站在对侧检查,此时所见即是我们要看的地方。

掌握学习方法也很重要。可以先用模型眼,初步掌握方法,做到熟练看到后极部眼底。再互相练习,散一只眼的瞳孔,两位初学者互相检查,了解正常眼底所见及认识重要的解剖标志。也能体会被检查的感觉,强光刺激引起不适,更能关爱被检查的患者。继而检查不同的患者才能使技术不断熟练,了解不同眼底病的表现,丰富眼底病知识,快速全面地检查理解每一位患者眼底就成为每一位眼科医师尤其是眼底病专业医师的基本功!

总之,有自信,愿意学,投入一定的时间,掌握几个学习窍门,养成良好的习惯,就会在短期内熟练掌握这一技术,受益终生。

魏文斌

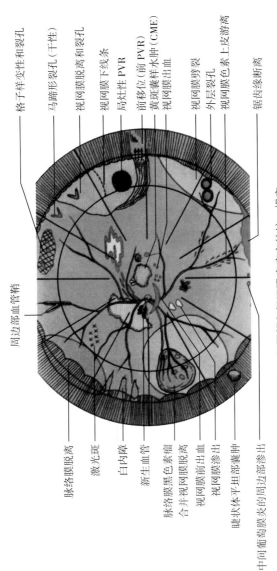

格子样变性和裂孔
马蹄形裂孔（干性）
视网膜脱离和裂孔
视网膜下线条
局灶性 PVR
前移位（前 PVR）
黄斑囊样水肿（CME）
视网膜出血
视网膜芽裂
外层裂孔
视网膜色素上皮游离
锯齿缘断离

周边部血管鞘

脉络膜脱离
激光斑
白内障
新生血管
脉络膜黑色素瘤
合并视网膜脱离
视网膜前出血
视网膜渗出
睫状体平坦部囊肿
中间葡萄膜炎的周边部渗出

图 5-4　不同颜色标记眼底病变的统一规定

引自 Federman JL 的 Retina and vitreous. Mosby. 1994

1